Reflexología

ROBIN
BOOK

Reflexología

Kay Birdwhistle

esenciales

ROBIN
BOOK

© 2013, Kay Birdwhistle

© 2013, Ediciones Robinbook, s. l., Barcelona

Diseño de cubierta: Regina Richling

Fotografías de cubierta: © iStockphoto

Diseño interior: Eva Alonso

ISBN: 978-84-9917-331-3

Depósito legal: B-24.655-2013

Impreso por Lito Stamp, Perú, 144, 08020 Barcelona

Impreso en España - *Printed in Spain*

Índice

Introducción

La reflexología es una manera sencilla y natural de acceder a la curación. Es una terapia holística, esto es, actúa de manera total sobre el cuerpo, la mente y el espíritu del cuerpo humano. Practicada de forma regular, contribuye a prevenir ciertas enfermedades y preserva la salud.

En los pies y las manos se hallan ciertos puntos reflejos que corresponden a cada órgano del cuerpo humano. Cuando se

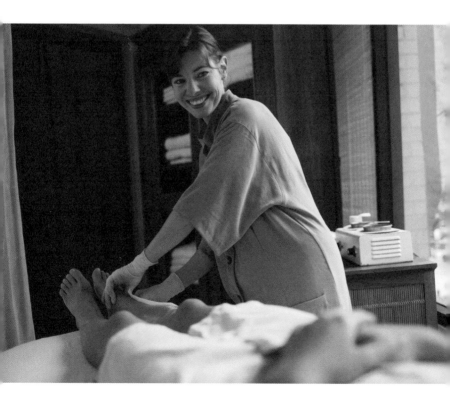

padece una enfermedad, estos puntos se vuelven sensibles al dolor, ya que el organismo padece ciertos bloqueos que impiden que las energías del cuerpo humano puedan circular libremente. El terapeuta especializado en la reflexología percibe estos bloqueos trabajando los puntos reflejos en manos y pies. En ese sentido, se trata de una forma de actuar sobre el cuerpo para recuperar el equilibrio y la armonía.

Con la práctica de la reflexología se consigue conocer mejor cómo funciona el organismo y a corregir los desequilibrios. No en vano la mayoría de las enfermedades responden a un estímulo y a una respuesta desproporcionada respecto al mismo, un desorden en el sistema de defensas del organismo. Pero al igual que el cuerpo tiene la capacidad de enfermar por culpa de estos desequilibrios, también dispone de la capacidad de regenerarse.

Este libro brinda la oportunidad de conocer las técnicas esenciales de la reflexología para que todo el mundo las pueda ir incorporando a su vida diaria y sean una ayuda eficaz para conocer el propio cuerpo, sus armonías y sus desequilibrios. También podrá conocer algunas prácticas básicas de autocuración. Sin duda su lectura le ayudará a saber qué beneficios se pueden extraer de la práctica de la reflexología.

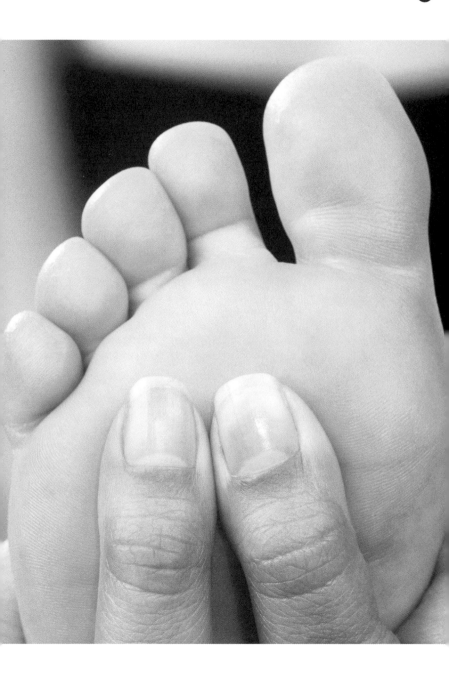

1. ¿Qué es la reflexología?

La reflexología es la aplicación terapéutica del tacto a distintas zonas de las manos y los pies. Cada zona del cuerpo, cada organismo, tiene asociado un punto reflejo en los pies que refleja la situación de un área o sistema del cuerpo humano. La actuación sobre estas zonas ayuda a mejorar las funciones de los órganos, para que recuperen el equilibrio perdido o fortalezcan su sistema inmunológico de cara a poder enfrentarse a los agentes capaces de desarrollar distintas enfermedades.

La reflexología se ha clasificado dependiendo de las zonas microreflejas que se traten, y aunque la reflexología de manos y pies es la más común, también existen otras posibilidades:

● *Iridología:* Se trata del conocimiento y aplicación del diagnóstico de enfermedades a partir de las zonas microreflejas del iris de los ojos. Las estructuras y colores visibles del iris se corresponden con estructuras de los órganos internos. A través de ellas es posible obtener información del estado de salud de cada órgano del cuerpo.

● *Reflexología auricular:* Es la aplicación de la reflexología al pabellón auricular. Se trata de un órgano frecuentemente utilizado por los acupuntores, sobre todo en aquellos tratamientos prolongados que precisan llevar las agujas durante cierto tiempo, y que en otros lugares de la piel resultaría muy molesto llevar.

● *Reflexología podal:* El área de los pies refleja diferentes zonas del cuerpo humano. Se trata del método más utilizado por la reflexología.

● *Reflexología del cuero cabelludo:* En la cabeza también existen grandes zonas microreflejas de órganos y estructuras del cuerpo humano.

● *Reflexología facial:* Al igual que en el cuero cabelludo, en la cara también se han descubierto un buen número de zonas microreflejas de los sistemas del organismo humano.

● *Reflexología en dedos y uñas:* Se trata de un método propio de la medicina oriental en el que se utilizan imanes y vegetales de cara a estimular zonas microreflejas en dedos y uñas.

● *Reflexología de la piel:* La piel humana es un mapa en el que se pueden hallar distintas áreas microreflejas, en las que la acupuntura utiliza emplea distintas técnicas como la digitopuntura o la digitopresión para el tratamiento de enfermedades.

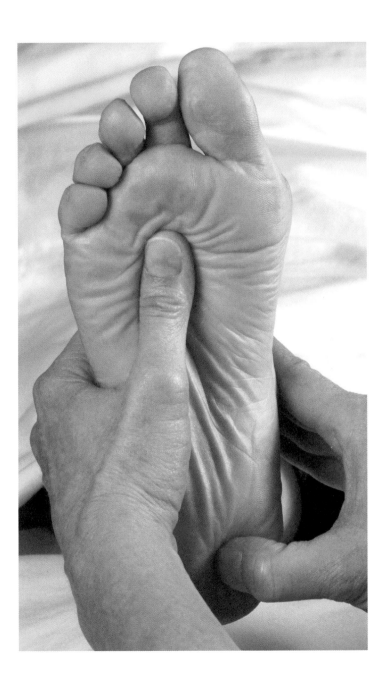

Breve repaso histórico

Existen datos que hacen pensar que los chinos conocían ya los tratamientos por digitopresión 5.000 años a.c. Sin embargo, uno de los documentos más antiguos que se conocen es el *Nei Tching Sou Ven*, atribuido a Huang Ti, el Emperador Amarillo, que data del 2.700 a.c. Las terapias que describe el libro tienden al restablecimiento del equilibrio perdido, causa y origen de todas las dolencias.

Del año 2.330 a.C. datan unos murales encontrados en Egipto que describen distintas actividades médicas, entre ellas puede verse una que trata de la reflexología de pies y manos.

En la India se han encontrado representaciones del pie de Buda con los símbolos de su cuerpo y en el que están representados todos los elementos del Universo. Otros grabado hindúes antiguos muestran escenas que muestran el masaje como medio de unión de dos seres.

En 1834 el sueco Pehr Henrik Ling constató que dolores procedentes de algunos órganos se reflejaban en lugares de la piel del cuerpo humano muy alejados de su origen. Fue un neurólogo inglés quien, más adelante, halló zonas reflejas que podían ser utilizadas para anestesiar.

Las teorías del doctor William Fitzgerald preceden y dan origen a la reflexología tal y como las conocemos hoy en día. En 1895, este médico norteamericano desarrolló la teoría de las terapias zonales a partir de una simplificación de los meridianos de la medicina china. Fitzgerald mostró cómo la presión en ciertas zonas del cuerpo afectaba a toda una zona tratada, aunque este lugar de presión estuviera alejado respecto al que evidenciaba una reacción. La terapia zonal se basa en un trazado de líneas verticales imaginarias que dividen el cuerpo desde la cabeza hasta los pies y desde lo medial a lo lateral a partir de la columna vertebral. Cada zona se numera del 1 al 5 y luego se traslada esta numeración hasta los pies. Cada zona que pasa por un órgano, tejido, aparato o sistema del cuerpo tiene su correspondiente zona refleja en la misma trayectoria longitudinal.

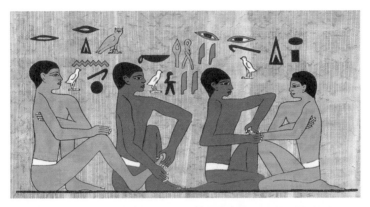

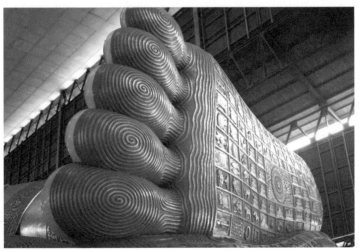

- **1ª línea transversal del pie**: Corresponde a la línea transversal de la articulación de los hombros y pasa a través de las bases de los dedos del pie. Corresponden al área 1 los órganos de la cabeza, el cuello y nuca. Por ello, la zona de reflejo podal del área de nariz y faringe, se encuentra en los pulgares del pie.

- **2ª línea transversal del pie**: Corresponde a la línea transversal del arco bronquial inferior. En el pie, comprende gran parte de la bóveda plantar. Corresponde al área 2, los órganos del tórax y abdomen superior, así como el área que va desde el brazo hasta el codo.

- **3ª línea transversal del pie**: Corresponde a la base de la pelvis. Dentro de ella, se encuentran las zonas de las partes del cuerpo y los órganos del área 3.

Esta representación en zonas longitudinales y transversales en el cuerpo acabó en un error ya que las zonas reflejas no solo se encuentran en las plantas de los pies, sino también en sus zonas interiores y exteriores. Es toda la planta del pie la que representa una imagen esquemática del cuerpo y sus órganos.

La reflexología, en su forma actual, fue desarrollada por Eunice Ingham (1889-1974), una fisioterapeuta que tuvo la virtud de separar la reflexología podal del resto de terapias alternativas y propuso la teoría de que los pies sensibles serían puertas de acceso a diversas partes del cuerpo más sensibles aún que las manos.

El método Ingham

Eunice Ingham escribió varios libros, como *Historias que los pies podrían contar*, y tuvo la virtud de confeccionar el primer mapa reflexológico en el que se indicaban las correspondencias entre los órganos y las distintas zonas en la planta de los pies. Descubrió que, al presionar con los dedos y los pulgares sobre distintas zonas sensibles de los pies, obtenía magníficos resultados terapéuticos.

Ingham viajó mostrando su técnica por todos los Estados Unidos, enseñando su original método, por lo que se la considera la pionera de la reflexología tal y como se conoce en la actualidad.

Su sobrino continuó su trabajo, creando el Instituto Internacional de Reflexología, organizando seminarios por todo el mundo y creando numerosas escuelas para la formación de profesionales

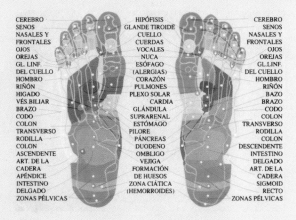

CEREBRO
SENOS
NASALES Y
FRONTALES
OJOS
OREJAS
GL. LINF.
DEL CUELLO
HOMBRO
RIÑÓN
HIGADO
VÉS. BILIAR
BRAZO
CODO
COLON
TRANSVERSO
RODILLA
COLON
ASCENDENTE
ART. DE LA
CADERA
APÉNDICE
INTESTINO
DELGADO
ZONAS PÉLVICAS

HIPÓFISIS
GLANDE TIROIDE
CUELLO
CUERDAS
VOCALES
NUCA
ESÓFAGO
(ALERGIAS)
CORAZÓN
PULMONES
PLEXO SOLAR
CARDIA
GLÁNDULA
SUPRARENAL
ESTÓMAGO
PILORE
PÁNCREAS
DUODENO
OMBLIGO
VEJIGA
FORMACIÓN
DE HUESOS
ZONA CIÁTICA
(HEMORROIDES)

CEREBRO
SENOS
NASALES Y
FRONTALES
OJOS
OREJAS
GL. LINF.
DEL CUELLO
HOMBRO
RIÑÓN
BAZO
BRAZO
CODO
COLON
TRANSVERSO
RODILLA
COLON
DESCENDENTE
INTESTINO
DELGADO
ART. DE LA
CADERA
SIGMOID
RECTO
ZONAS PÉLVICAS

Cómo actúa
la reflexología

Los terapeutas que practican la reflexología sostienen que cuando ciertos puntos de los pies se tornan más sensibles significa que existe alguna enfermedad en otro punto del cuerpo. Cuando aumenta el dolor en esos puntos, el masaje puede aliviar la dolencia. La justificación a esta teoría procede de la idea de la medicina china, que sostiene que en el cuerpo humano circula una energía invisible, el chi, por distintos meridianos del organismo y que mediante la presión en distintos

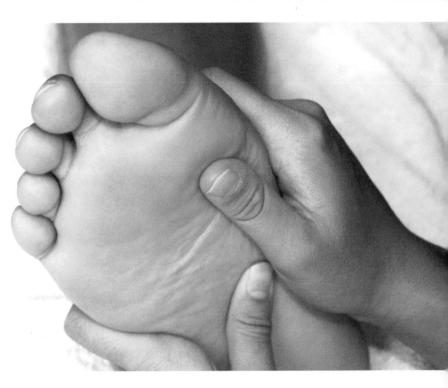

puntos se puede regular su caudal o bien desbloquear esta energía cuando se halla estancada en algún lugar del trayecto, ya que esta situación se produce un bloqueo en el organismo que da lugar a la enfermedad.

Estimular las áreas reflejas

Un reflejo es una respuesta rápida de las estructuras biológicas ante un estímulo determinado y que no está condicionado por la voluntad de la persona. La respuesta debe tener lugar, necesariamente, en un área lejana a la estimulada.

El estímulo lo realiza el terapeuta con la ayuda de sus manos, que emplea el índice y el pulgar mayoritariamente. No se suelen utilizar cremas ni aceites de ningún tipo. Es en el contacto directo de las manos del terapeuta con su paciente donde se establece una conexión física y emocional. Este contacto proporciona un vínculo de comunicación mediante el cual se transmite un mensaje por parte del paciente que el terapeuta es capaz, con su formación, de descodificar. Esta señal emitida por el paciente puede ser o no hecha de forma consciente.

El encargado de coordinar y comunicar dichas respuesta es el sistema nervioso, cuyas distintas estructuras y funciones permiten la aparición de ciertas reacciones reflejas. No en vano, las plantas de los pies poseen más de siete mil terminales nerviosas con muchísimas interconexiones a través de la médula espinal y el cerebro.

El método reflexológico

El método más común consiste en realizar presiones mediante el pulgar, imprimiendo un ligero movimiento rotatorio. El paciente debe tumbarse con un cojín bajo las rodillas, mientras posa su pie sobre los muslos del terapeuta. Antes que nada conviene que este se familiarice con el pie de su paciente, tomándolo entre sus manos y manipulándolo en diferentes direcciones. El movimiento de los dedos sobre la parte masajeada debe ser lento, profundo y circular mientras que el paciente debe entrar en un estado de relajación respirando profundamente varias veces.

En una sesión se produce un intercambio energético entre terapeuta y paciente. El primero debe estar atento a la manera cómo circulan las energías, de manera que no pueda crear más bloqueos. Dicho fenómeno energético es comparable a la acción catalítica que pueden tener ciertas sustancias en la que el catalizador puede hacer posible una reacción determinada sin tomar parte directamente del proceso. En ocasiones se puede producir tal liberación de energía por parte del paciente que el terapeuta sufra ligeros dolores de cabeza, fatiga o sensación de hormigueo en las manos.

Efectos beneficiosos que produce la reflexología

Además de aliviar el estrés, la reflexología activa la circulación sanguínea y energética, mejora la calidad del sueño, favorece los mecanismos de depuración y ayuda en la eliminación de to-

Principales beneficios de la reflexología

- Estimula el desbloqueo energético.
- Favorece la relajación y alivia el estrés.
- Estimula los impulsos nerviosos, la circulación sanguínea y la acción del sistema inmunológico.
- Despierta los mecanismos naturales de depuración.
- Ayuda al organismo en su proceso de autocuración y equilibrio.
- Al estimular el desbloqueo energético propicia la expansión de la conciencia.

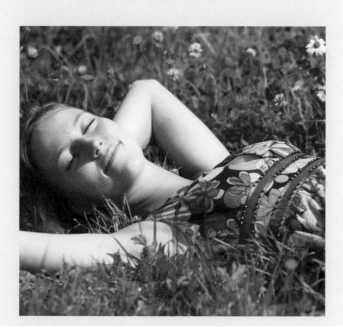

Mecanismos para la depuración del organismo

- Signos de cansancio en el cuerpo.
- Sueño, adormecimiento de distintas partes del cuerpo.
- Sudoración inhabitual.
- Menstruación abundante.
- Cambios de coloración en la piel.
- Cambios en la frecuencia de la defecación, coloración, olor y consistencia.
- Cambios en la coloración de la orina y en la frecuencia.
- Movimiento en los fluidos del cuerpo humano.

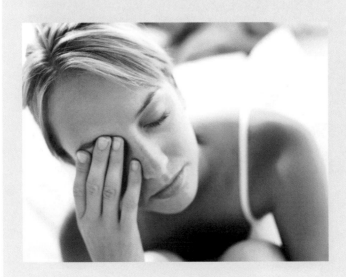

xinas. Además, activa el sistema inmunológico. Por si esto fuera poco, la reflexología ha demostrado excelentes resultados en enfermedades como las alergias de la piel, la artritis, el bruxismo, los dolores de cabeza, los dolores articulares y los cálculos renales.

La reflexología es un excelente aliado para desbloquear una situación estresante y relajar el cuerpo. Ello es debido al estado de profunda relajación al que se llega en una sesión en la que se estimula la producción de endorfinas. Estas hormonas, segregadas por el hipotálamo, llegan a todo el organismo y funcionan como analgésicos naturales que alivian la tensión, calman el dolor y elevan la producción de defensas del cuerpo humano, fundamentales para reforzar su sistema inmunológico.

Al estimular las terminaciones nerviosas, se favorece una mayor comunicación neuronal y se estimula el flujo sanguíneo.

Gracias a la acción reflexológica, se promueven los mecanismos de depuración del organismo, se desechan toxinas y se expresan emociones guardadas.

En definitiva, se accede a un estatus de mayor calidad de vida y se es más consciente de los sentimientos y sensaciones que pueden afectar a la persona, facilitando el canal de expresión de los mismos. Es una manera de conectar mejor con el cuerpo y las emociones, un lento camino de autoconocimiento promovido por la apertura de la conciencia. Esa mirada interior y esa búsqueda espiritual trasladan a la persona hacia valores trascendentes y esenciales, dando sentido a la vida.

Reacciones que pueden suceder

El masaje en los pies no produce ningún tipo de dolor. Cuando existe un trastorno en una determinada zona es sinónimo de que existe una disfunción en un órgano interno. El terapeuta observa las reacciones del paciente, que pueden ir desde la respiración entrecortada, los cambios en la expresión del rostro, la retirada súbita del pie, o bien un pequeño grito. Las zonas sobre las que se producen alguna de estas reacciones deben ser tratadas con celeridad.

Las maniobras del masaje deben ser modificadas de forma que las reacciones dolorosas sean tolerables. Además de las explícitas reacciones del paciente se pueden producir otro tipo de reacciones:

- Secreción masiva de sudor en las manos, en los pies o en otras áreas del cuerpo. Esta reacción se observa en personas que tienen debilitado el sistema nervioso.

- Escalofríos, que suelen empezar en los miembros inferiores y prolongarse hasta el tórax. Suele producirse en casos de en los que el masaje se prolonga demasiado, ya que entonces se produce una hiperreacción de los vasos sanguíneos que se acompañan de una falta de circulación de sangre en la piel.

Reacciones comunes en una sesión de reflexología

- Movimientos involuntarios.
- Cambios en el ritmo respiratorio.
- Salivación y sudoración excesiva.
- Lloros.
- Temblores.
- Cambios en la temperatura corporal.
- Aparición de recuerdos y emociones dormidas.
- Visualización de imágenes.

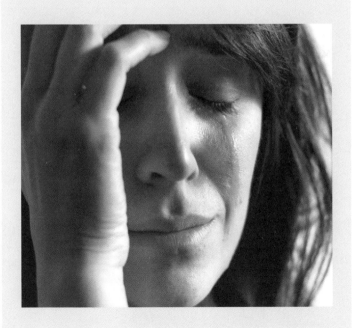

La reflexología puede presentar ciertas reacciones. En un principio pueden ser incómodas, sin embargo, eso es debido a la limpieza del organismo, como consecuencia positiva de la terapia.

Es común que los pacientes de reflexología noten una sudoración excesiva, debido a la constante eliminación de sustancias tóxicas. La piel puede presentar eccemas o pequeños forúnculos, como consecuencia del restablecimiento normal de la circulación sanguínea. Otros pueden llegar a sentir síntomas de congestión nasal, e incluso, tener un poco de fiebre. De tratarse de una calentura, no mayor a los 38 grados y medio, debe tomarse como resultado del calentamiento corporal, que poco a poco irá volviendo a su temperatura habitual.

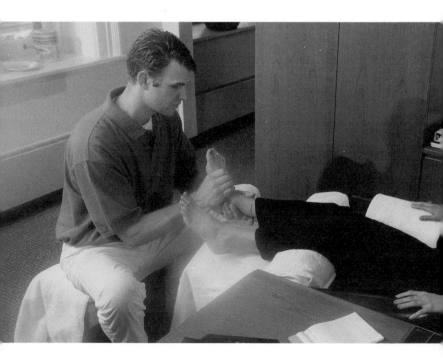

En muchos casos estos pequeños inconvenientes, son síntomas directos de la recuperación del paciente. Por supuesto que existen infinidad de casos, en los que los pacientes, además de recuperarse, han llegado a sentir alivio y tranquilidad desde el principio de la terapia de reflexología.

En algunos casos, pueden aflorar sentimientos que estén tapados. En estos casos es importante no intentar dar una explicación a estos sucesos sino entenderlos como un proceso de limpieza del propio organismo, en el que surgen emociones que se hallaban bloqueadas por una causa u otra.

Todas estas reacciones le dan al reflexólogo la pauta de su actuación y saber así si el tratamiento está o no funcionando. Todo movimiento en el organismo significa un cambio y por tanto es un paso más allá en el proceso de autocuración.

Precauciones en el momento de la terapia

Aplicar reflexología a una persona no requiere de ningún tipo de contraindicación, simplemente hay que tener en cuenta una serie de medidas elementales, tales como:

- Los pies que presenten heridas o esguinces dificultan la tarea del terapeuta, por lo que es mejor esperar a un momento más favorable para la terapia.
- Las personas diabéticas plantean un inadecuado metabolismo de azúcares que puede afectar a su circulación sanguínea. Por esta razón en algunos casos, los pies pueden tener una temperatura corporal inferior o bien haya zonas insensibles o adormecidas. Según el estado de los pies, se podrá aplicar la terapia o no.

- El llamado pie de atleta es el resultado del ataque de hongos en la planta del pie, que suele venir acompañado de picores. Esto suele relacionarse con una dieta demasiado rica en azúcares o bien en una ingesta excesiva de proteínas animales. También pueden ser debidos a la utilización de medias sintéticas o a zapatillas cerradas que no permiten la transpiración y por tanto son foco de infecciones. La micosis o pie de atleta también puede ser debida a un contagio procedente de zonas donde se practica la natación y las medidas de higiene no son las adecuadas. Si el problema es agudo, es preferible postergar el tratamiento hasta que hayan desaparecido los hongos, pero si se trata de una infección leve en la que sólo hay una afectación parcial, se puede aplicar la sesión de reflexología sin mayores problemas.

La reflexología debe observarse con cuidado en otros casos, más comunes, que pueden dar una sintomatología imprecisa y llevar a engaños al terapeuta. Así, debe esperarse al menos una hora tras haber ingerido alimentos antes de aplicar la terapia. Esto es debido a que, tras la comida, la energía se concentra en el estómago y el estímulo puede generar sensaciones de náuseas que pueden acarrear vómitos.

También es desaconsejable en los casos de enfermedad aguda o crónica ya que las reacciones que promueve una sesión de reflexología pueden confundir aún más los síntomas y dar un diagnóstico impreciso al médico.

En los procesos febriles una sesión terapéutica puede sobrecargar el organismo y que este reaccione contra el propio tratamiento en vez de generar una reacción defensiva ante la infección que está combatiendo con la fiebre.

Contraindicaciones
de la reflexología

1. Enfermedades agudas o crónicas.

2. Durante la menstruación en la mujer,
   no actuar sobre el aparato genital.

3. Durante el embarazo, sobre todo en caso de
   peligro de abortos o parto prematuro o incluso
   en embarazadas con antecedentes de los mismos.

4. Enfermedades infecciosas que cursan con un
   estado febril elevado, dolores fuertes, espasmos,
   hemorragias.

5. Pacientes con cáncer, sobre todo en caso
   de metástasis.

6. En diabetes, si se inyecta insulina, se ha de llevar
   un control de glucosa (bajo control médico)
   por la posibilidad de oscilaciones en el nivel
   de glucosa en sangre.

7. Personas débiles, de edad avanzada y pacientes
   que acaban de superar una enfermedad
   o intervención quirúrgica grave.

8. En caso de hongos (pie de atleta, micosis),
   heridas, llagas o cualquier tipo de erupción
   en los pies.

9. En caso de callosidades, no presionaremos hasta
   que se hayan eliminado, la presión sobre estas
   zonas es muy dolorosa, por estar insensibilizadas
   las áreas reflejo.

10. Inflamación del sistema venoso
    o linfático (trombosis, flebitis, etc.)

El tratamiento del dolor

Las personas que se acercan a esta terapia suelen hacerlo porque padecen algún tipo de dolor. Este dolor puede ser nuevo, recurrente o crónico, profundo o superficial, sordo o agudo. El dolor es un dato muy importante para el reflexólogo, ya que le sirve como parámetro para calibrar la zona refleja que conviene tratar.

Hay puntos reflejos que, al estar permanentemente expuestos, su sensibilidad al dolor es constante. Si el dolor en esa zona no es excesivo, no tiene mayor importancia. En cambio, existen otras áreas donde no se espera que haya dolor y, si sucede, es indicativo de que allí existe un desequilibrio o algún tipo de congestión, sin que sea significativo de que hay una patología.

Una vez ubicada el área refleja del cuerpo humano que manifiesta dolor se debe verificar lo que cuenta el órgano o parte del cuerpo, evaluando la sensibilidad en el área donde se presiona. Ello puede significar tres cosas distintas:

- Si el dolor en un área del pie no halla explicación en los síntomas puede referirse a una condición latente.

- Si el dolor en un área del pie se corresponde con el dolor en el cuerpo es evidente que el área refleja expresa lo que también manifiesta el cuerpo.

- Si el dolor en el cuerpo no se corresponde con el dolor en el área refleja puede querer decir que el síntoma tiene su origen en otra área y que se manifiesta como problemática en el pie o bien que la vía de conexión entre área y órgano está dormida.

En los dos primeros casos se suele trabajar con estímulos puntuales fijos que continúan con movimientos de dispersión circulares que van desde el centro hasta la periferia. En el tercer caso se trabaja con pequeños movimientos circulares realizados con el dedo pulgar en forma de pequeñas espirales que tratan de cubrir toda el área. Se trata de un movimiento rápido de concentración, cuya presión es suave y que suele tener una duración de entre 2 y 3 minutos.

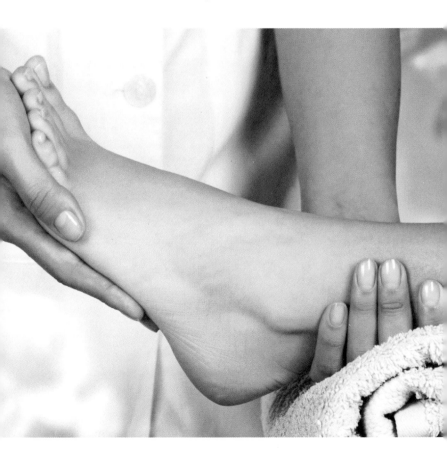

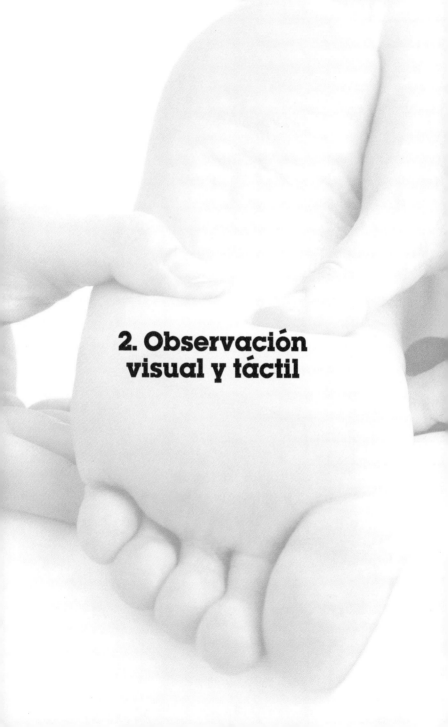

2. Observación
visual y táctil

El pie es un libro abierto para el reflexólogo que explica el estado físico, mental, emocional y energético de la persona. La lectura del pie es un instrumento del que se sirve el terapeuta para iniciar el camino de un tratamiento personalizado. Tal lectura, junto a la entrevista que realiza al paciente, le permite confirmar o no desequilibrios y encontrar la causa de los mismos. Pero al igual que el pie, las manos también pueden servirle al terapeuta como guía de diversas áreas reflejas del cuerpo humano, y para una persona iniciada en los fundamentos de la reflexología es fácil autoaplicarse la técnica de cara a avanzar hacia un mejor estado de salud.

La lectura de los pies

Lo primero que hace el reflexólogo es observar si ambos pies se apoyan en la camilla con igual inclinación. Si no es así, puede indicar que una parte del cuerpo se halla más tensa que la otra. También observa si hay diferencias de tamaño entre ambos pies, su forma, textura, color, temperatura y humedad.

Tal observación debe hacerse por áreas: dedos, colchón metatarsiano, bóveda plantar y talón. Las diferencias observables entre ambos pies cuentan un balance desfavorable que afecta a la persona en su conjunto. Si un pie tiene la piel más gruesa que el otro, significa que ese pie recibe una carga mayor y por lo tanto las áreas reflejas de ese pie tendrán una mayor actividad. Del mismo modo, un exceso de sudoración en un pie más que en otro puede ser indicativo de una serie de cambios hormonales. Por el contrario, una piel descamada o seca puede deberse a una ingesta insuficiente de lípidos o a trastornos metabólicos relacionados con el hipertiroidismo o cambios hormonales debidos a la menopausia.

¿Qué cuenta el pie derecho?

En el pie derecho están representadas las facultades analíticas y racionales del ser humano, pues se corresponde con el hemisferio izquierdo del cerebro, lugar donde reside el pensamiento lógico y la estructura del lenguaje. Los dedos de los pies representan el área de la cabeza, lugar donde radica la capacidad lingüística de la persona y su facilidad o no de comunicarse con los demás. Si hay un bloqueo en este campo, el pie derecho presentará una cierta rigidez articular, arrugas, marcas y líneas en la piel. El pie derecho es masculino, emisor, activo, y se relaciona con lo consciente.

¿Qué cuenta el pie izquierdo?

El pie izquierdo se corresponde con el hemisferio derecho del cerebro humano, donde radica la sensibilidad, la visión global, la creatividad, etc. El pie izquierdo es femenino, receptor, pasivo, se le relaciona con el inconsciente.

Los puntos de apoyo

El pie no sólo soporta el peso del organismo, sino que también realiza los movimientos necesarios para la marcha, ya sea andando o corriendo. Anatómicamente la estructura del pie se

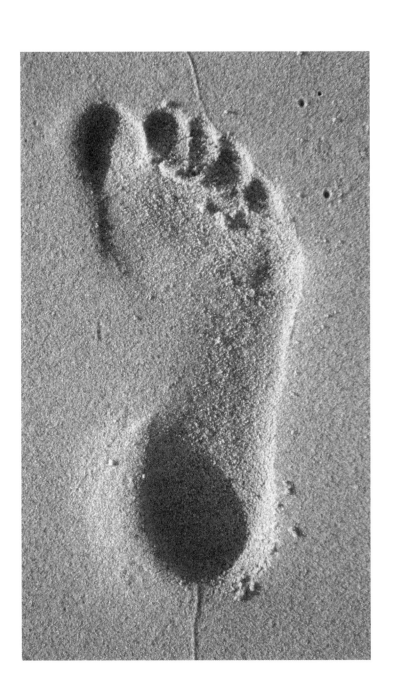

caracteriza por su fortaleza, complejidad y resistencia; su estructura ósea está compuesta por 26 huesos, 33 articulaciones, 107 ligamentos y 19 músculos. Todos ellos constituyen una bóveda plantar que permite repartir el peso corporal en las dos zonas de apoyo: la correspondiente al metatarso y los dedos, y la zona del tarso posterior.

Los órganos que se alojan en zonas de mayor descarga de peso se verán más exigidos y con mayor tendencia a funcionar en desequilibrio. Un apoyo excesivo en los talones significa una sobrecarga del área pélvica y por tanto hay una clara sintomatología de alguno de los órganos de la zona. En el plano emocional, este apoyo excesivo significa inseguridad, apego y dificultad para los cambios.

Cuando hay una mayor presión en el colchón metatarsiano indica que hay una sobrecarga en el pecho, la espalda y los hombros. Emocionalmente, la persona tiende a hacerse cargo de los problemas de las otras personas.

Al observar la marca que dejan los pulpejos, si esta es inexistente, significa que hay un retraimiento en el plano mental que suele manifestarse en el ámbito comunicativo. Si añadido a esto hay una tensión en los tendones del dorso del pie, se relaciona con trastornos de personalidad relacionados con un sentimiento de culpa.

Si el istmo plantar no se apoya en el suelo –el caso de los pies cavos– puede haber una desconexión entre los sentimientos y las acciones. La persona se siente insegura y sólo puede controlar la situación desde el pensamiento.

Cuando el arco longitudinal es casi inexistente, esto es, se trata de pies planos, el cuerpo tiende a llevarse hacia el borde interno de los pies, los bordes externos se elevan suavemente y por tanto no hay una base segura de sustentación. Las emociones, en este caso, circulan sin control invadiéndolo todo.

Morfología de los pies

- El pie plano influye de forma negativa a nivel refleja sobre el raquis.
- El pie cavo tiene consecuencias reflejas para los órganos de la respiración, hígado y vesícula biliar, corazón y articulaciones de los hombros.
- El hallux valgus, tiene consecuencias reflejas negativas en el raquis cervical, tiroides y corazón.
- Deformaciones de los dedos del pie como los dedos en garra o en martillo, tienen influencia refleja sobre los órganos de la cabeza.
- El valgo o varo exagerado del calcáneo junto al astrágalo, llevan a nivel reflejo a trastornos de los órganos del abdomen y pelvis, sobre todo del intestino.

El olor y el color de los pies

El terapeuta trata de detectar si los pies destilan algún tipo de olor especial, que sería indicativo de diferentes desequilibrios:

- Un olor dulzón significa un posible desorden en el metabolismo de los azúcares.
- Un olor pútrido puede deberse a trastornos renales pero si surge de una uñas con micosis significa un déficit en el sistema inmunológico.
- Un olor rancio indica cambios metabólicos importantes (es propio de la edad adolescente) o bien de desórdenes en una alimentación en la que priman las grasas animales.

El terapeuta también hace una observación de la tonalidad de la piel en las distintas zonas del pie. El color más saludable es que el oscila entre el rosado y el beige.

- Un color pálido indica debilidad, anemia o un trastorno metabólico.

- Un color rojizo significa hiperactividad.

- Un color amarillento puede significar una dieta rica en betacarotenos o bien deberse a trastornos hepáticos.

- Un color beige o marrón que no coincida con la tonalidad general de la piel de la persona suele indicar trastornos digestivos.

La temperatura de los pies

Cuando la temperatura exterior es fría, el cuerpo humano tiende a concentrar el calor en el centro del organismo, para asegurar la temperatura necesaria en los órganos internos y que estos continúen funcionando con normalidad.

Tener los pies fríos es síntoma de una mala irrigación sanguínea, pero también puede verse desde el lado emocional. Una persona que ha crecido en un ambiente afectivo y cálido tenderá a expandirse, a abrirse fácilmente a los demás. Mientras que, si una persona ha crecido en un ámbito más frío, tenderá emocionalmente a replegarse, a concentrarse.

Tensión y flexibilidad de los pies

Estos datos suelen observarse por áreas. Por ejemplo, si el dorso del pie muestra una acusada tensión es fácil que la persona tienda a encorvar la espalda y cerrar el pecho, lo que significa una clara tendencia a hacerse cargo de lo propio y de lo ajeno, a tener habituales sentimientos de culpa. Si la tensión se produce en la zona del tendón de Aquiles significa que hay una falta de seguridad en el apoyo y por tanto emocionalmente

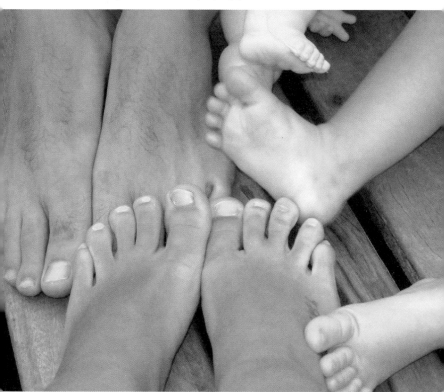

se trata de una persona que muestra una falsa apariencia de fortaleza. En cambio, cuando la tensión se produce en la zona plantar, el terapeuta experimentado reconocerá la dificultad de la persona en expresar las emociones.

Una persona con hiperflexibilidad plantar suele presentar algún tipo de problema óseo que, tarde o temprano y si no se somete a tratamiento, puede derivar en una osteoporosis. Es la sintomatología habitual de las personas con un carácter influenciable que precisan siempre de alguien que les haga de guía y tutor. El pie rígido es propio de las personas a las que les cuesta someterse a los cambios, salir de la rutina e incorporar nuevas ideas y proyectos a sus vidas.

Áreas reflejas del cuerpo humano en los pies

El dolor en las áreas reflejas de los pies es el dato que maneja el terapeuta a la hora de elaborar un diagnóstico reflexológico.

Existe una serie de puntos reflejos, como los correspondientes a las glándulas, que son sensibles por el hecho de estar despiertos y expuestos. En otras áreas, el dolor es síntoma de congestión y por tanto de un desequilibrio en el área que representan. Es fundamental ponerse sobre aviso ante la denuncia latente de una señal de dolor, ya que así será más fácil poner remedio ante este estado inicial de la enfermedad.

El tratamiento reflexológico estimula el cerebro para que este produzca su propio analgésico. El hipotálamo estimula la hipófisis para que segregue endorfinas, que pueden inhibir la transmisión de las señales dolorosas a través de la médula espinal.

- **Dedos, planta del pie y dorso:** Corresponde a la zona de la cabeza y el cuello. Los desórdenes que pueden manifestar son los referidos a los desórdenes en los órganos de los sentidos o a cualquier problemática que involucre al sistema nervioso. Emocionalmente se relacionan con problemas de desórdenes mentales, problemas en la comunicación, problemas de atención y memoria o un exceso de control o descontrol.

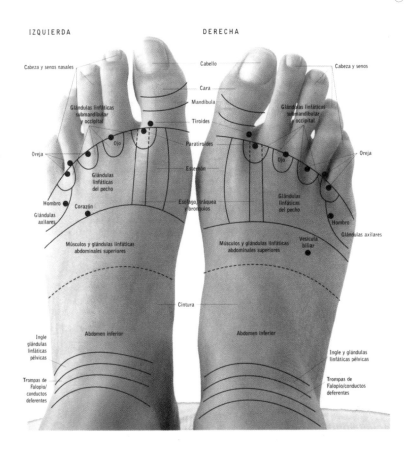

- **Colchón metatarsiano, istmo plantar o tendones del dorso:** Corresponde a la zona del pecho, la espalda y las extremidades superiores. Los desórdenes que manifiesta están relacionados con cualquier problemática que involucre al sistema respiratorio y a tensiones o dolores en general en aquella área. Los problemas emocionales que conlleva son una impulsividad desmedida, un

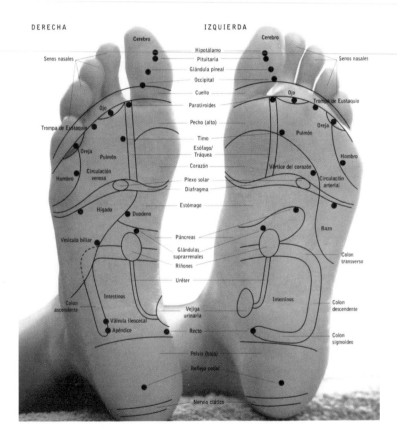

cierto sentimiento de culpa, angustia, desconexión con el propio deseo, sobrecargas y estrés.

- **Bóveda plantar:** Se relaciona con la zona del abdomen y tiene relación con cualquier problemática que involucre al sistema digestivo o excretor. La persona que manifiesta dolor en esta zona suele tener sentimientos de estancamiento, desborde emocional, hipersensibilidad o dependencia a ciertas adicciones, además de una general falta de fluidez y movimiento en la vida.

- **Talón, maléolos y tendón de Aquiles:** Fisiológicamente estas estructuras están relacionadas con el área pélvica y las extremidades inferiores. Involucra a cualquier problemática del aparato reproductor, digestivo o excretor. En el plano de las emociones se trata de personas con dificultad para afrontar los cambios, con problemas sexuales, falta de sostén o estabilidad o cualquier otra problemática que afecte a las necesidades básicas, como la familia, el trabajo o el hogar.

- **Borde interno de los pies:** Tiene una relación directa con la médula espinal y la columna vertebral. Representa el eje de la vida y emocionalmente el dolor en esta zona implica una falta de equilibrio o estabilidad, un estado absoluto de desorientación.

Tipos psicológicos de pies

La lectura de los pies es un instrumento que utiliza el reflexólogo para acercarse así a la personalidad del paciente. Un
ejemplo es la forma de los pies, que muestra actitudes que forman parte de la genética de la persona y sirven para catego-
rizar a la persona y a su modo de caminar por la vida.

- Un pie grande, con los dedos largos finos corresponde
  a una persona de tipología mental. Esto significa que

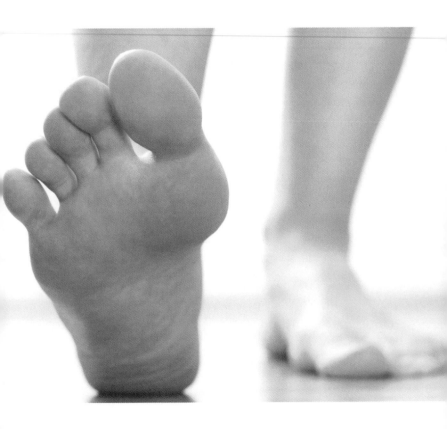

posee un rico mundo intelectual y que es capaz de generar proyectos que no siempre puede llevar a cabo, ya que suele ser una persona con una gran capacidad de imaginación. Son personas que tienen tendencia al desapego y una gran capacidad para comunicarse y entablar relaciones sociales, pero, por el contrario, tienen dificultad para contactar con las emociones propias y ajenas.

- Un pie con el colchón metatarsiano ancho suele corresponder a una persona impulsiva, entusiasta, ansiosa e impaciente. Son personas que tienden a imponerse desde la acción y cuyos vínculos con los demás son efímeros. Suelen ejercer una fuerte influencia entre los que le rodean. Por momentos desbordan energía, pero en cambio en otros suelen caer en fuertes estados depresivos.

- La persona con una bóveda plantar ancha y un istmo angosto suele actuar tal y como les dictan sus emociones. Tienen una fuerte dependencia afectiva y una tendencia hacia la compulsión y las adicciones. Se inclinan por los aspectos más creativos y artísticos.

- Si la persona presenta un pie ancho y un talón prominente significa que se trata de una persona instintiva que siente necesidad por cubrir unas necesidades básicas que necesariamente tienen relación con la familia, los hijos y el bienestar económico. Son personas conservadoras a las que les cuesta aceptar las diferencias o tener empatía con los demás. Tienen un alto sentido del deber y la responsabilidad.

Además, hay personas que pueden tener características combinadas de dos tipologías distintas:

- La persona con los dedos del pie largos, el colchón metatarsiano ancho y la bóveda plantar y el talón pequeño posee gran carisma y lleva las ideas al plano de la acción con suma facilidad. Es un tipo mental-impulsivo que tiende a cambiar de actividad con frecuencia.

- La persona con el pie delgado, los dedos alargados y un espacio amplio en la bóveda plantar es un tipo mental-emocional que se siente atrapado entre dos mundos, tiende a disociar el pensamiento del sentimiento y suele encontrarse a menudo en estados de gran confusión. En la relación de pareja muestra inestabilidad.

- La persona con el talón ancho y los dedos alargados es un tipo mental-instintivo al que le gusta hacer volar la imaginación y al que el aspecto instintivo le ayuda a agudizar los mecanismos de prevención y la astucia.

- La persona con una bóveda espaciosa y un metatarso ancho es el tipo impulsivo-emocional que reacciona rápidamente en situaciones de emergencia. Su fuero interno le impide encontrar la paz. Se entusiasma con facilidad, pero se apaga del mismo modo. No es constante, pero resulta un compañero de aventuras ideal a la hora de emprender nuevos negocios.

- La persona con el metatarso ancho y talón grande responde al tipo impulsivo-instintivo que posee el impulso y la acción necesaria para concretar una acción. En las relaciones es invasor y dominante.

- La persona con bóveda plantar espaciosa y talón grande significa una persona de carácter emocional-instintivo que suele tener gran empatía con los demás y tiene una buena conexión con la realidad.
Tiene tendencia al mando, la norma y la familia.

Observación visual y táctil de las manos

La mano tiene veintisiete huesos distribuidos en falanges, metacarpo y carpo. Se articula con el cúbito y el radio, siendo la flexión, la extensión, la abducción y la circunduc-

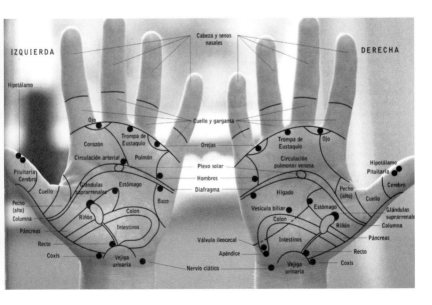

ción los movimientos de la articulación de la muñeca. La movilización de estas articulaciones estimula las áreas reflejas y también depura las toxinas que suelen depositarse en los espacios articulares.

Beneficios directos de la reflexología en las manos

- Alivio de fatiga y cansancio en general.
- Disminución del insomnio.
- Reduce el estrés.
- Mejora de la circulación sanguínea.
- Sensación de relajación general.

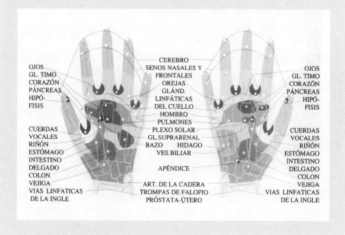

La lectura de las manos

Las manos poseen una enorme cantidad de terminaciones nerviosas en relación con otras partes del cuerpo. Por ello, el masaje reflexológico de las manos permite estimular los mecanismos de autocuración de cada persona. La conexión entre el cerebro y las manos es muy potente, su interconexión es constante, ya que el centro de la mano ocupa casi un tercio del centro motor del cerebro.

Los dedos de las manos, como los del pie, tienen su correspondencia con áreas de la cabeza y del cuello. Por ejemplo, las áreas correspondientes al pecho y al abdomen se encuentran en el centro de la mano.

Aplicar presión a los puntos de reflexología estimula los pulsos nerviosos que viajan a través del área del cuerpo correspondiente. Estos impulsos producen una respuesta de relajación. Mientras que el músculo se relaja, los vasos sanguíneos se abren, incrementando la circulación, que incremente la cantidad de oxígeno y nutrientes que entran en las células en esa parte del cuerpo.

La reflexología de manos funciona de manera similar a la de los pies: cuando algo no está funcionando bien en el cuerpo humano, el punto reflejo de la mano se siente de manera diferente al aplicar la presión. Quizá se sienta una presión más dura, quizá más suave, más tensa o incluso crujiente. No es conveniente su práctica si hay heridas en las manos, en este caso es más conveniente aplicarla en los pies o en las orejas.

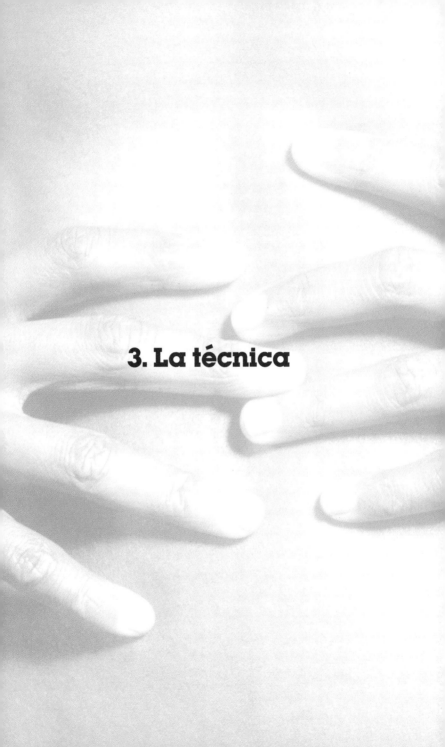

3. La técnica

Las manos son el instrumento que utiliza el reflexólogo para su trabajo. En la mayoría de las ocasiones, mientras una mano es la que trabaja, la otra sostiene el pie en una posición determinada. La mano de trabajo tiene como función efectuar el estímulo en el área refleja mientras que la mano de sostén presta apoyo y mantiene el pie firme respetando la inclinación natural del pie.

El protagonista de la mano que estimula las áreas reflejas es sin duda el dedo pulgar ya que se utiliza tanto para estímulos generales como para acciones puntuales de presión. Cuando el pulgar ejerce sus funciones el resto de dedos se apoya, sin presionar, funcionando como puntos de apoyo. En cambio, cuando el resto de dedos de la mano efectúan el estímulo, el pulgar sirve como plataforma fija para una mayor presión.

Técnicas para la reflexología de pies

Antes y después de cualquier sesión de reflexología es importante practicar durante algunos minutos una cierta relajación general, para después pasar a la presión de los puntos reflejos.

Es importante no trabajar demasiado rato sobre un punto ya que ello estimularía en exceso zonas del cuerpo que se hallan en equilibrio. Por ello, cada ejercicio tiene un tiempo determi-

Movimientos básicos de calentamiento en las manos

En cualquier operación en la planta del pie se debe ejercer una presión muy suave en la zona del plexo solar ya que esta zona refleja el sistema nervioso.

Cuando se trabaja con un pie pequeño o el de un niño se debe trabajar con la zona dorsal del dedo. Siempre se debe evitar hacer rozar o encajar las uñas de los dedos en la zona plantar.

- Girar los pies: Pulgar en el área del plexo solar y hacer girar el pie con la otra mano, hacer presión media en el área del plexo solar.
- Inclinación del pie: Pulgar en el área del plexo solar e inclinar el pie hacia delante y hacia atrás, presión media en el área del plexo solar.
- Rotación del pie: Pulgares a ambos lados del pie y los dedos en la parte dorsal, mover los pulgares por toda la planta del pie con fricciones circulares.
- Fricciones: Una mano en la zona dorsal y con la otra hacer fricciones desde los dedos hacia el empeine y hacia el talón o en direcciones contrarias. Fricciones suaves.
- Movimientos exploratorios: Con el dedo pulgar se realizan fricciones muy lentamente, el dedo se proyecta por toda zona buscando alguna zona refleja. El dedo no se debe separar mientras dura la exploración.

nado que sólo el reflexólogo profesional sabe establecer para que no se produzcan descompensaciones.

Objetivos generales del calentamiento previo:

- Aumento de la circulación energética, sanguínea y linfática.
- Movilización de las fuerzas de autocuración del cuerpo.
- Reducción de la tensión a través del tratamiento del sistema zonal.
- Mejora del sistema inmunitario.
- Mejora del sueño y de la concentración mental.

Técnicas de movilización

Las técnicas de movilización se aplican al empezar una sesión y sirven para preparar un área que luego va a estimularse con técnicas de presión. Si el área que se trabaja presenta síntomas dolorosos, estas técnicas suelen aplicarse antes y después de trabajar esta zona. Al estar esta zona congestionada o dolorida, si se presiona directamente sin antes haberla trabajado, se puede provocar una reacción defensiva en el organismo y generar así mayor tensión.

La mayoría de estas técnicas tienen como objetivo movilizar y flexibilizar las áreas reflejas de músculos, huesos y articulaciones.

La práctica de las técnicas de movilización

- **En caso de tensión o dolor en piernas y cadera o problemas circulatorios de las extremidades inferiores**: el terapeuta se coloca frente al pie izquierdo colocando su mano de apoyo bajo el talón y acomodando las protuberancias óseas en los huecos centrales de ambas manos. Se realizan ligeros movimientos horizontales hacia delante y hacia atrás durante 30 segundos, incrementando la velocidad poco a poco y ralentizando al terminar. El movimiento que produce esta técnica se traslada hasta la misma cabeza del fémur.

- **En caso de problemas menstruales, útero, próstata, hemorroides o ciática**: la mano externa del terapeuta sostiene el talón por debajo mientras que la mano interna se apoya en el colchón metatarsiano. Las manos realizan al mismo tiempo un movimiento en oposición. La mano interna debe empujar suavemente el pie hacia la flexión dorsal, esto es, en dirección al paciente, mientras la mano externa lleva el talón hacia el terapeuta. Tras esto, debe realizarse el movimiento inverso, la mano interna lleva el pie hacia la flexión plantar mientras que la mano externa acompaña la retracción del talón. Este movimiento debe durar entre 60 y 90 segundos, pudiéndose ampliar en función de la capacidad articular del paciente.

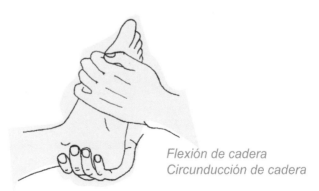

Flexión de cadera
Circunducción de cadera

- **En caso de desequilibrios o tensiones en la zona dorsal o lumbar**: la mano interna del terapeuta se calza con los dedos en dorso y el pulgar en la planta a lo largo de la línea de la pelvis. La mano externa se coloca junto a la otra mano en paralelo de modo que los dos dedos pulgares y los dos dedos índices quedan unidos en planta y dorso. La mano junto al talón permanece fija mientras que la otra se mueve en pronación y supinación. Se trata de una técnica para mover el engranaje óseo del pie, el terapeuta debe percibir que los huesos se mueven sutilmente. Las manos del terapeuta se mueven juntas en dirección a las falanges. Tras cada maniobra se detienen hasta que el pulgar y el índice movilizan las articulaciones metatarsianas sin forzarlas.

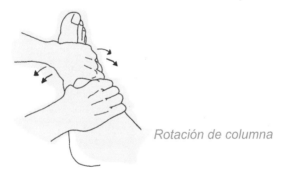

Rotación de columna

- **En caso de tensión en cuello y cabeza**: Las manos del terapeuta se colocan en los salientes metatarsianos de los dedos primero y quinto del pie del paciente. Esta maniobra no debe exceder los 30 segundos y se inicia con el talón de la mano interna empujando suavemente la articulación metatarsiana 1 y movilizando al pie en supinación. Cada mano empuja y afloja hacia atrás y hacia delante dejando los dedos flojos de modo que golpeen el dorso del pie. El movimiento se realiza de manera lenta pero se va acelerando paulatinamente hasta llegar al final, en el que vuelve de nuevo a ralentizarse el movimiento.

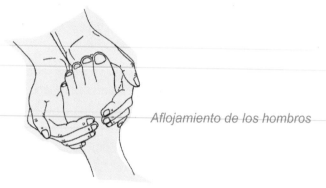

Aflojamiento de los hombros

- **En caso de problemas respiratorios o contracturas en la espalda**: Se trata de aplicar la técnica de amasado colocando el talón de la mano interna en el colchón metatarsiano a la altura de la línea de la clavícula y el talón de la mano externa se dispone en oposición.

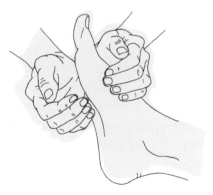

Amasado de pecho y espalda

Los movimientos deben ser lentos, circulares y realizarse de forma continua en el sentido contrario a las agujas del reloj. Los talones de las manos se trasladas desde la zona media hasta la zona lateral y se van cubriendo todas las zonas de una manera fluida, lenta y sin interrupciones.

- **En caso de desequilibrios en la zona de la tráquea o el esófago o tensión en el cuello y la zona de la cabeza:** En un tiempo que no debe exceder los 90 segundos, el terapeuta coloca su mano izquierda en las epífisis proximales de la primera falange y su mano externa en las epífisis proximales de la segunda falange con los dedos apoyados en el dorso y los pulgares en la planta del pie. Las manos se mueven hacia delante y hacia atrás al mismo tiempo y se van trasladando de falange en falange.

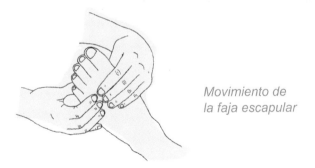

Movimiento de la faja escapular

- **En caso de problemas cardiacos, tensión general, estrés o angustia:** Los dedos de la mano cubren los dedos del pie y ejercen una pequeña movilización hacia atrás, hacia arriba y hacia debajo de manera continua y fluida en un periodo que oscila ente 90 y 120 segundos.

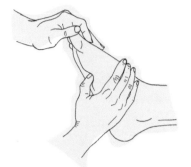

Relajación del pecho

- **En caso de gastritis, hernia de hiato, o problemas de circulación general**: La mano interna se coloca con los dedos en el dorso y el dedo pulgar sostiene el primer metatarsiano. En cambio, la mano externa debe sostener el segundo metatarsiano. Los movimientos deben realizarse de una manera fluida hacia delante y hacia atrás, en direcciones opuestas y varias veces.

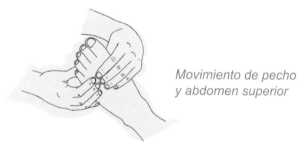

Movimiento de pecho y abdomen superior

- **En caso de desequilibrios en amígdalas, garganta, ojos u oídos**: Las manos envuelven los dedos desde la base, estirándolos poco a poco y desde el primero hasta el quinto, realizando después el movimiento inverso, desde el quinto hasta el primero. Este proceso debe durar 2 minutos y 30 segundos.

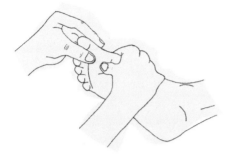

Circunducción
de cuello y cabeza

- **En caso de problemas en dientes y encías, como por ejemplo bruxismo:** Se envuelve la falange distal y media con movimientos continuos de flexión y extensión. La coronilla del pulgar se dispone hacia arriba en la zona medial de la articulación interfalángica para luego desplazarse hacia el lateral cubriendo toda la articulación en un tiempo de dos minutos.

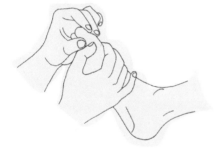

Movilización de
mandíbula y dientes

Técnicas de presión

Sirven para estimular las diferentes áreas reflejas mediante la compresión realizada por el dedo pulgar y permiten establecer el estímulo necesario en el área del cuerpo que lo precise.

- **Movimiento de la oruga con el pulgar o índice**: Suele emplearse el llamado "movimiento de la oruga" que consiste en efectuar un movimiento como si fuera el caminar de una oruga y que se realiza con el pulgar o el índice. Se presiona con el índice o el pulgar en la piel, deslizando el dedo hacia delante, volviendo a presionar y de nuevo avanzando un tanto más.

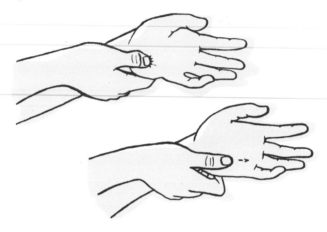

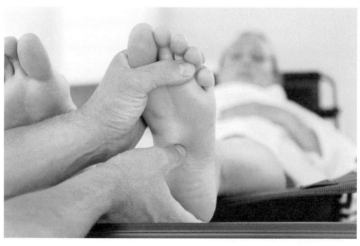

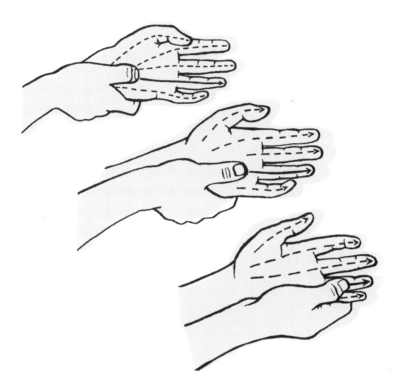

- **Movimiento de la oruga en las cinco zonas**: Este mismo movimiento de relajación general se puede aplicar en las cinco zonas del cuerpo. De la misma manera, esto es, presionando, deslizando y volviendo de nuevo a presionar, se puede recorrer las cinco zonas de las manos o los pies incluidos los dedos. Eso sí, se debe tener mucha precaución a la hora de presionar en la zona de los tendones.

- **Caminata con el índice**: El índice se apoya sobre la yema del dedo y el pulgar, en oposición, le brinda un punto de apoyo fijo. Esta técnica se utiliza para el estímulo de la linfa del pecho e ingle. También suele aplicarse para reforzar el trabajo en el área de las vértebras cervicales. Una variante de esta técnica es realizar la caminata con todos los dedos juntos, los dedos avanzan del mismo modo que lo hace el índice en su caminata y se emplea para estimular áreas amplias especialmente en el dorso del pie.

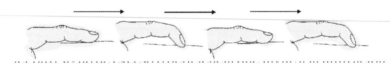

- **Estímulo puntual**: Se puede realizar tanto con el dedo pulgar como con el dedo índice o el mayor. El dedo debe flexionarse en ángulo de 90º, ejerciendo la presión con la coronilla del dedo de forma que el estímulo provoque una respuesta más profunda.
  Esta presión puede realizarse de diversas maneras:

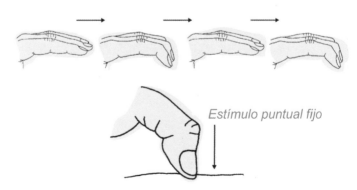

Estímulo puntual fijo

- **Presión fija**: Se presiona el punto reflejo durante 30 o 60 segundos de manera constante.

- **Presión circular**: El tiempo de presión en este caso es algo menor, entre 20 y 30 segundos, y se realiza mediante un pequeño movimiento circulatorio de manera superficial y en el sentido de las agujas del reloj si se pretende "expandir" o con un movimiento contrario a las agujas del reloj si el objetivo es "concentrar". Ante una respuesta dolorosa por parte del paciente, debe trabajarse en un primer momento de forma lenta y suave e ir profundizando a medida que se tolere mejor la presión.

- **Movimiento vibratorio**: Cada punto se estimula con una vibración pulsátil.

- **Rolar con el índice**: Se presiona con la coronilla del dedo índice y con un movimiento lateral de izquierda a derecha si el estímulo se realiza con la mano derecha y de izquierda a derecha si el estímulo se realiza con la mano izquierda. Se trata de una técnica que sirve para estimular el área refleja del cerebro. Cuando se practica de forma superficial se activan zonas como el sistema nervioso o la piel. Cuando la presión es más profunda se trabajan zonas como el hipotálamo, las glándulas suprarrenales o el bazo.

- **Conexión**: Cuando el dedo índice y el pulgar forman un puente entre dos planos opuestos de un área refleja con la coronilla de ambos dedos enfrentada se dice que crean una conexión capaz de realizar poderosas estimulaciones.

- **Conexión fija**: Se da cuando los dedos permanecen quietos mientras el terapeuta lleva la coronilla de ambos dedos al punto en el que se está trabajando.
- **Conexión circular**: Los dedos realizan un sutil movimiento circular que puede ser en el sentido de las agujas del reloj o a la inversa y puede ser en un punto fijo o bien con deslizamiento.
- **Conexión vibratoria**: Los dedos presionan al unísono y aflojan en un movimiento vibratorio.

Posibles reacciones a la manipulación plantar

Las reacciones que un paciente puede experimentar van desde una sensación indolora hasta un dolor intenso, pasando por cualquier estadio intermedio de dolor.

Hay ocasiones que solamente el roce del dedo puede provocar una reacción de hipersensibilidad. El dolor típico de un punto reactivo o zona suele ser de tipo punzante que sólo es apreciable cuando se presiona sobre él. En ocasiones el terapeuta percibe unas pequeñas protuberancias como si de granos de arena se tratasen, que deben ser trabajadas ya que son indicativas de algún tipo que desequilibrio reflejo. A veces sucede que estas zonas son muy pequeñas y pasan inadvertidas, por lo que no basta una única exploración sino que debe repetirse al menos un par de veces. En algunas áreas se debe trabajar con el dedo índice y meñique.

Los pequeños estímulos activan, favorecen y estimulan. Los grandes estímulos inhiben, restringen o detienen el dolor y en ocasiones pueden llegar a paralizar la zona.

Cuando sobreviene un dolor en el cuerpo como por ejemplo, cólicos renales, hepáticos, vesiculares, otitis aguda, cefaleas o migrañas, dolor de muelas, se deben aliviar los puntos reflejos presionando con energía el área o zona afectada. A veces suele bastar unos pocos segundos de presión intensa para disminuirlo considerablemente.

Técnicas mixtas

Las técnicas mixtas se llaman así porque combinan la movilización con el estímulo puntual. Las llamadas técnicas de comienzo, integración y cierre se aplican en ambos pies al mismo tiempo y se utilizan en el inicio, en el cierre o bien en mitad de una sesión con el fin de pasar el trabajo de un pie al otro. Como en los casos anteriores, el estímulo puede ser superficial o profundo, más rápido o más lento, dependiendo del área de trabajo, de la sensibilidad del paciente y de la técnica del terapeuta.

El terapeuta no sólo tiene en cuenta el mayor o menor grado de sensibilidad al dolor del paciente, también tiene en cuenta otros factores como la morfología de los pies, la movilidad de las distintas articulaciones, las líneas guía que permiten llevar la imagen del cuerpo al pie y los planos que darán cuenta de la ubicación espacial.

El terapeuta no únicamente ha de preocuparse de las maniobras de movilización, también debe prestar atención a los mensajes que le brinda el pie.

Práctica de las técnicas mixtas

El área del colchón metatarsiano se envuelve con las palmas de ambas manos, una se coloca en la planta del pie y la otra en el dorso, permaneciendo en esta postura durante unos segundos.

Con suavidad y movimientos lentos se evalúa el estado del pie y se observa si presenta algún tipo de lesiones, tales como varices, edemas, micosis, etc. Estas áreas no deben presionarse y se debe evitar el contacto directo.

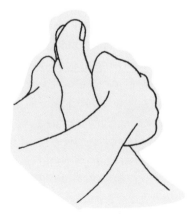

Las líneas guía

Las líneas guía para ubicar las áreas reflejas se trazan de manera horizontal y son un recurso para llevar con mayor precisión la imagen del cuerpo a los pies y facilitar la ubicación de las distintas áreas del cuerpo humano.

Se nombran según su situación con respecto a las partes del cuerpo representadas en los pies y, en todos los casos, se menciona una referencia ósea para favorecer su ubicación.

Ordenadas desde los dedos hasta el talón son:

- Línea de clavícula: Se corresponde con las articulaciones metatarso-falángicas.

- Línea de cintura: Se corresponde con la articulación tarsometatarsiana que coincide, en el borde externo, con la saliente del quinto metatarsiano.

- Línea de pelvis: Se corresponde con la depresión del calcáneo palpable desde el borde interno y en el final del hueco cuboides palpable desde el borde externo. En general es una zona donde el pie cambia de color y grosor.

- Línea de ingle: Bordea la garganta del pie.

- Línea de rodilla: Se encuentra midiendo la distancia entre la línea de pelvis y la de ingle, y trasladando esa medida desde la línea de ingle hasta la porción inferior de la pierna.

A continuación el terapeuta se coloca frente a los pies del paciente y envuelve con ambas manos los dedos de los pies de manera suave, sin apretar ni presionar ni generar ningún tipo de movimiento. Esta técnica mixta se aplica durante 30 segundos y se utiliza al inicio de una sesión, como finalización o bien para pasar de un pie a otro.

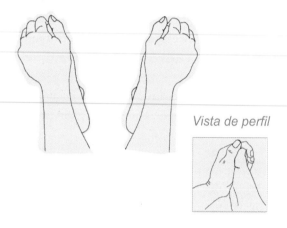

Vista de perfil

Técnicas para la reflexología de manos

Las técnicas básicas para la reflexología de manos son:

- **Estímulo puntual:** Se trata de una presión profunda que suele realizarse con el dedo pulgar, si bien no se descarta poder realizarla con los otros dedos siempre que pueden ejercer una fuerza similar. La presión fija debe mantenerse durante un tiempo que va de los 20 a los 30 segundos para pasar luego a un movimiento

circular en el sentido de las agujas del reloj que no debe
durar más de un minuto.

- **Caminata con el pulgar o el índice:** El pulgar camina
  en un ángulo de flexión de 45º en pasos muy cortos
  sobre la superficie de la mano. La presión en este caso
  debe ser firme y constante. El índice debe avanzar en
  línea recta.
- **Técnica de deslizamiento:** El dedo pulgar realiza una
  presión firme y constante deslizándose por toda la
  superficie de la mano.
- **Amasado:** Se trata de un movimiento circular que se
  realiza con el dedo pulgar y los dedos índice y mayor,
  que se oponen uno a cada lado del punto a tratar.

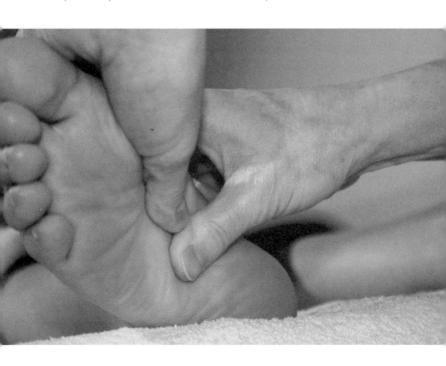

Cómo autoaplicar la reflexología en las manos

Lo primero que hay que saber es que al aplicar presión debe hacerse de manera más profunda, ya que los puntos de reflexión en las manos suelen ser más profundos. Aplicarse reflexología en las manos no es difícil, tan sólo requiere conocer las áreas reflejas de las manos y aplicar una técnica adecuada, que puede ser la siguiente:

- Sentarse en una silla cómoda y tranquila, en un espacio con poca luz.

- Tratar de entrar en un estado de relajación aplicando un poco de aceite en las manos, lo que permitirá incrementar la flexibilidad.

- Cerrar los ojos y concentrarse en la parte del cuerpo que halla en desequilibrio o en la que se tenga algún punto de dolor.

- Consultar el mapa de reflexología de manos para identificar los puntos que se quieren trabajar.

- Presionar firmemente el punto de reflexión e ir incrementando gradualmente dicha presión para asegurarse de que se está activando el reflejo. Aflojar un poco si se percibe dolor.

- Mantener la presión durante 30 segundos y soltar. Esperar un lapso de tiempo y volver a presionar durante otros 30 segundos.

- Si la presión con los dedos de la mano resulta demasiado intensa, emplear un movimiento circular sobre el mismo punto de reflexión durante 5 segundos y volver a rotar en dirección opuesta otro tiempo similar. Repetir varias veces para cada punto de reflexión.

- Al finalizar la sesión de reflexología, conviene sentarse en silencio durante al menos diez minutos y luego recostarse y descansar al menos media hora.

- Es importante beber agua tras una sesión de reflexología, ya que libera los órganos y los músculos gracias a su acción depuradora de toxinas.

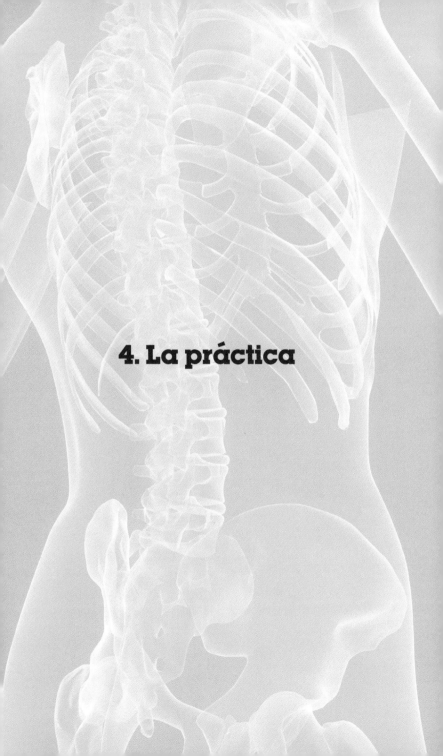

4. La práctica

Tratamiento del sistema nervioso

El sistema nervioso es una red de tejidos cuya unidad básica son las neuronas, que ejercen una labor de control y coordinación sobre los demás órganos. Según la agrupación de estos órganos se divide en el sistema nervioso central y sistema nervioso periférico. El primero está formado por el encéfalo y la médula espinal y se encuentra protegido por las meninges. El periférico está formado por los nervios que emergen del sistema nervioso central y recorren todo el cuerpo.

Funciones del sistema nervioso

Desde el punto de vista funcional el sistema nervioso se divide en Sistema Nervioso Somático y Sistema Nervioso Autónomo. El somático responde o relaciona el organismo con el medio ambiente externo, en cambio el sistema autónomo está en relación con el medio interno orgánico, realizando funciones propias de regulación y adaptación internas. Ambos sistemas no actúan independientemente, sino que se hallan interrelacionados y cooperan entre sí.

La función del sistema nervioso consiste en recibir los estímulos que le llegan desde el exterior o desde el propio organismo, organizarla y hacer que se produzca la respuesta adecuada.

Los estímulos que proceden del exterior son recibidos por los órganos situados en la dermis, por tanto pueden captar sensaciones como el dolor, la presión, la temperatura, y todo tipo de sensaciones que puedan ser captadas por los sentidos.

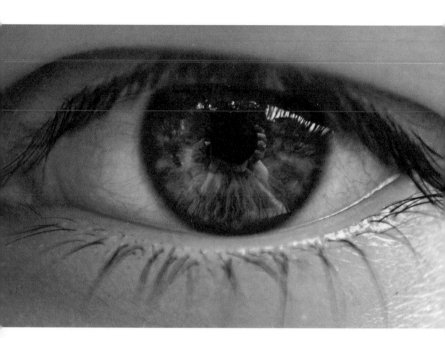

● *El sentido de la vista*

El ojo es el órgano de visión. El ojo tiene una estructura compleja que consiste de un lente que enfoca la luz en la retina. La retina está cubierta por dos tipos de células fotorreceptoras con formas de bastones y conos. Las células en forma de cono son sensitivas al color de la luz y están situadas en la parte de la retina llamada fóvea, donde la lente enfoca la luz. Las células en forma de bastón no son sensitivas al color, pero tienen elevada sensibilidad a la luz. El ojo está conectado al cerebro a través del nervio óptico. El punto de esta conexión se llama papila o "punto ciego" porque es insensible a la luz. El cerebro combina las imágenes recibidas en una imagen de carácter tridimensional que si bien está invertida por acción de la lente, el cerebro la rectifica y nos hace ver los objetos en su posición original.

● *El sentido del oído*

El oído es el órgano de la audición. El sonido llega en forma de vibraciones al oído interno a través de varios huesos pequeños situados en el oído medio llamados martillo, yunque y estribo. El oído interno, o cóclea, es una cámara en forma de espiral cuyo interior está cubierto por fibras que reaccionan a las vibraciones y transmiten impulsos al cerebro vía el nervio auditivo. El cerebro combina las señales de ambos oídos para determinar la dirección y la distancia de los sonidos.

● *El sentido del gusto*

Los receptores para el gusto son las papilas gustativas que se encuentran principalmente en la lengua, pero también están localizadas en el paladar y cerca de la faringe. Las papilas gustativas pueden detectar cuatro gustos básicos: salado, dulce, amargo, y agrio. Las papilas situadas en la punta de la lengua son sensibles a los gustos dulces, mientras que las papilas que se hallan en la parte posterior de la lengua son sensibles a los gustos amargos. Las que se localizan en la parte superior y a los lados de la lengua son sensibles a los gustos salados y ácidos. En la base de cada papila hay un nervio que envía las sensaciones al cerebro.

● *El sentido del olfato*

La nariz es el órgano responsable por el sentido del olfato. La cavidad de la nariz está forrada por membranas mucosas que tienen unos receptores conectados al nervio olfativo. Los olores consisten de vapores de diversas sustancias. Los receptores del olor reaccionan con las mo-

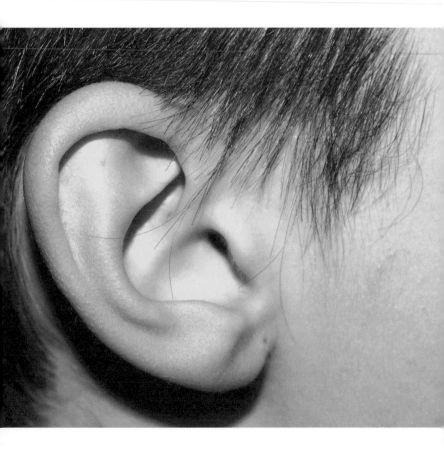

léculas de estos vapores y transmiten las sensaciones al cerebro. Los receptores del olor son sensibles a siete tipos de olores primarios que se puedan caracterizar como alcanfor, almizcle, flores, menta, éter, acre (avinagrado) y podrido. El sentido del olfato se pierde a veces temporalmente cuando una persona esta resfriada y la membrana mucosa se inflama.

● *El sentido del tacto*

El sentido del tacto está distribuido por todo el cuerpo a través de los receptores nerviosos de la piel que transmiten dichas sensaciones al cerebro. Algunas partes del cuerpo tienen un mayor número de receptores nerviosos y, por lo tanto, son más sensibles. Se pueden identificar cuatro clases de sensaciones de tacto: frío, calor, contacto, y dolor.

Alteraciones del sistema nervioso

El sistema nervioso es vulnerable a infecciones producidas por muchos tipos de bacterias, parásitos o virus. Los trastornos del sistema nervioso autónomo pueden presentarse aislados o como resultado de otras enfermedades, tales como la enfermedad de Parkinson, el alcoholismo y la diabetes. Los problemas pueden afectar parte del sistema, como en los síndromes de dolor regional complejo, o en todo el sistema.

La meningitis, por ejemplo, es la inflamación de las meninges, las membranas que recubren el cerebro y la médula espinal, o la poliomelitis, que suele atacar la médula espinal. Otras alteraciones pueden provocar migrañas, episodios epilépticos, neuralgias o inflamaciones de la médula espinal (mielitis).

Algunos trastornos del sistema nervioso autónomo pueden mejorar cuando se trata la enfermedad subyacente. Sin embargo, con frecuencia no hay una cura. En esos casos, la meta del tratamiento es mejorar los síntomas.

Trastornos del sistema nervioso

El sistema nervioso es vulnerable a varios trastornos y puede ser dañado en los siguientes casos:
- Traumatismos.
- Infecciones.
- Trastornos degenerativos.
- Defectos estructurales.
- Tumores.
- Interrupción del flujo sanguíneo.
- Desórdenes autoinmunes.

Los síntomas más habituales que sirven para detectar una alteración en el sistema nervioso son:
- Retrasos en las etapas del desarrollo de un niño.
- Cambios en la actividad, los reflejos o los movimientos.
- Falta de coordinación.
- Cambios en el grado de conciencia o estado de ánimo.
- Rigidez muscular, temblores o convulsiones.
- Pérdida del músculo y discurso indistinto.
- Pérdida de la sensibilidad u hormigueo, o cambios en la visión.

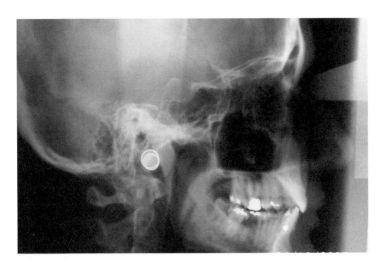

La práctica de trabajo
para el sistema nervioso

- **Área del cerebro:** Se trabaja con la técnica de rolar con el índice sobre la coronilla de los dedos del pie. Apoyando el pulgar sobre la articulación interfalángica distal del índice de la mano, se hace rolar el índice desde lo medial hasta la parte lateral durante 90 segundos en el primer dedo y durante 30 segundos más en cada uno de los restantes.

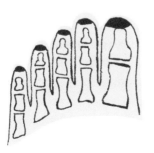

*Rolar con
el índice.
Cerebro*

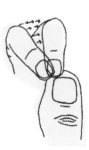

- **Área del hipotálamo:** El área de trabajo se ubica en el centro de la huella digital, sobre la falange distal del primer dedo. El pulgar de la mano de trabajo estimula este punto con una combinación de presión fija durante 30 segundos y circular durante 60 segundos.

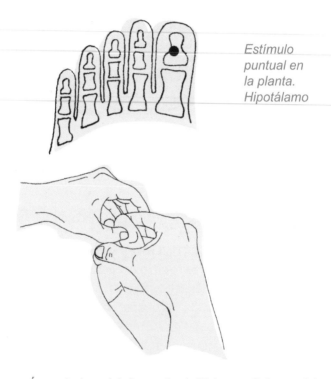

Estímulo puntual en la planta. Hipotálamo

- **Área de la médula espinal:** El área refleja se ubica a lo largo del borde interno de ambos pies y su estimulación suele hacerse con la técnica de caminata del pulgar de una manera suave y superficial. Se puede trabajar por sectores o de forma completa, realizando caminatas ascendentes y descendentes. La mano de apoyo se sitúa en posición paralela al borde interno del pie mientras que la mano de trabajo realiza caminatas con la zona medial del pulgar. Los dedos deben envolver suavemente el primer dedo separándolo de forma sutil del resto.

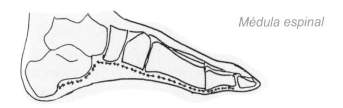

Médula espinal

Tratamiento del sistema endocrino y reproductor

El sistema endocrino es el conjunto de órganos y tejidos del organismo encargado de liberar las hormonas, una serie de sustancias químicas que se vuelcan directamente en el torrente sanguíneo. Las hormonas son las responsables del crecimiento, desarrollo y función de muchos tejidos, coordinando al tiempo los procesos metabólicos del organismo. Aparte de las glándulas endocrinas especializadas para tal fin, existen otros órganos como el riñón, hígado, corazón y las gónadas, que tiene una función endocrina secundaria.

Funciones del sistema endocrino

Las principales funciones del sistema endocrino son tres:

- **Homeostasis:** Estimula o inhibe los procesos químicos celulares, garantizando la estabilidad del organismo.

- **Reproducción:** Estimula la producción de células sexuales femeninas (óvulos) y masculinas (espermatozoides), que participan en la reproducción humana. Además, en las mujeres prepara el cuerpo para el embarazo. Por ejemplo, después de la fecundación mantiene las paredes del útero en condiciones para el desarrollo del bebé, prepara las glándulas mamarias para que produzcan leche y propicia el nacimiento.

- **Desarrollo corporal:** Comienza y controla los cambios que llevan a la madurez física y sexual del individuo, como el aumento de estatura o de peso.

Alteraciones del sistema endocrino

Son varias las enfermedades que se pueden producir tras una alteración en el sistema endocrino. Por ejemplo, si falla la hipófisis, que es la más importante de las glándulas endocrinas, se pueden producir alteraciones hormonales en la tiroides, las suprarrenales o las gónadas.

Si hay presencia de tumores en la glándula pituitaria se genera un exceso de somatropina, lo que puede provocar gigantismo en los más jóvenes o un agrandamiento anormal de manos y pies en los adultos, lo que se conoce como acromegalia.

La carencia de función de la hipófisis puede dar lugar a una progresiva falta de peso, falta de energía, menstruaciones escasas o depresión psíquica y también suele ser causa de enanismo.

● Tiroides en mal estado

Cuando esta glándula apenas funciona, se habla de hipotiroidismo, y si la glándula no realiza sus funciones puede producir retraso mental y enanismo.

En cambio, si la actividad de la tiroides es excesiva, produce hipertiroidismo, lo que puede caracterizarse en nerviosismo, irritabilidad y, en ocasiones, problemas cardíacos.

● Problemas de la paratiroides

Cuando se produce hiperparatiroidismo, se produce un aumento del calcio que circula por la corriente sanguínea, lo que suele derivar en cálculos renales y pérdida de calcio en los huesos.

Si se produce el fenómeno inverso, es decir hipoparatiroidismo, la disminución del calcio en la sangre y el aumento del fósforo provocan tetania, una patología que se caracteriza por la dificultad en la contracción muscular, sensación de adormecimiento en las extremidades y calambres.

● Diabetes mellitus

Se da cuando hay un exceso de azúcar en la sangre y la orina, sin duda procedente de una disfunción del páncreas.

Al haber un exceso de azúcar en la sangre, por falta de insulina, los músculos no dan abasto para utilizar la glucosa, y entonces se produce un aumento exagerado de orina, para mantener el excedente de azúcar en disolución.

● *Suprarrenales defectuosas*

La característica más evidente es una obesidad excesiva por causa de un fallo en la hipófisis. Esto puede deberse a un superávit de hormonas esteroides, como el cortisol. Suele afectar a los adultos, y además de la obesidad se caracteriza por la piel manchada, contusiones en las extremidades, presión alta e insuficiencia cardíaca.

Cuando hay déficit en la función, se caracteriza por una pronunciada falta de apetito, pérdida de peso, sensación de cansancio creciente, debilidad y anemia.

● *Afecciones en las gónadas*

Estos órganos pueden sufrir alteraciones como consecuencia de un mal funcionamiento de la hipófisis o bien de sus propias glándulas.

En el caso de los hombres, la disminución en la función del testículo causa el hipogonadismo masculino, cuyas consecuencias son: elevada estatura, ausencia de vello en cara y cuerpo, tono de voz agudo, escaso desarrollo muscular y genitales de diminuto tamaño.

En las mujeres, las alteraciones de las glándulas sexuales están muy ligadas a los trastornos de los ciclos menstruales, ya que estos son efecto de la interacción de las hormonas y unos productos químicos parecidos, producidos en el hipotálamo, la glándula hipofisiaria y los ovarios. El principal síntoma de cualquier disfunción en la producción de hormonas sexuales es la irregularidad de los períodos menstruales y en algunos casos la amenorrea.

La práctica de trabajo para el sistema endocrino y reproductor

- **Trabajo sobre la hipófisis:** La hipófisis es una glándula del tamaño de una nuez que se encuentra cerca del hipotálamo y está unida a la base del cerebro mediante un tallo. Es la glándula encargada de regular el funcionamiento de todas las otras glándulas endocrinas. El área refleja se halla en el borde medio de la falange distal del primer dedo. Mientras la mano de apoyo envuelve la falange, la mano de trabajo trabaja con el pulgar la zona mediante un estímulo puntual fijo durante 30 segundos y circular 60 segundos más.

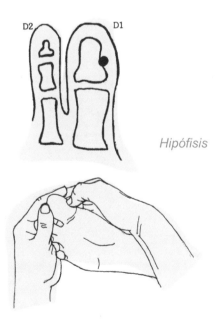

Hipófisis

● **Trabajo sobre tiroides y paratiroides:** La tiroides es una glándula formada por dos lóbulos que se localiza en la cara anterior del cuello. Las hormonas que produce regulan el crecimiento y la maduración de los tejidos. Las paratiroides son cuatro glándulas adyacentes a la tiroides que segregan la hormona responsable de la regulación del metabolismo del calcio en huesos, sangre y riñones. Su zona refleja se halla en el tercio medio de la falange proximal del primer dedo, en planta y dorso. La mano de trabajo estimula en la planta con técnica de presión mediante caminatas con el pulgar y con estímulo fijo puntual y circular. En el dorso del pie, el pulgar estimula con caminatas del dedo índice.

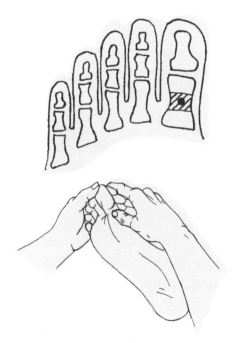

Tiroides y paratiroides

Caminata con el pulgar. Estímulo puntual

- **Trabajo sobre las glándulas suprarrenales:** Estas glándulas se hallan en el extremo superior de cada riñón y son las encargadas de segregar la adrenalina y la nor-adrenalina, que permite una correcta circulación del torrente sanguíneo.

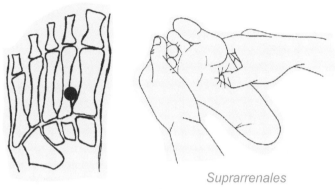

Suprarrenales

El punto reflejo de las suprarrenales se halla por encima de la epífisis proximal del segundo metatarsiano y se trabaja con estímulo fijo durante 30 segundos o circular con el pulgar durante 60 segundos.

- **Trabajo sobre el timo:** El timo es un órgano formado por glóbulos blancos y rojos y tejido linfático que se halla en la parte superior de la cavidad torácica y que está relacionado con el crecimiento y desarrollo del esqueleto, con los procesos nutritivos y la madurez sexual. Su área refleja se encuentra en ambos pies, en la zona medial del tercio distal del primer metatarsiano, bajo la epífisis distal. Para trabajar la zona previamente se realizan caminatas suaves y posteriormente se realiza estímulo puntual con el pulgar en un período entre 60 y 120 segundos.

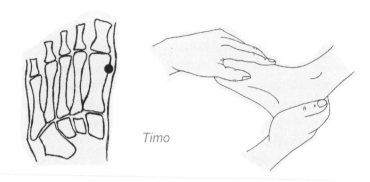

Timo

- **Trabajo sobre el páncreas:** Esta glándula tiene como función liberar los jugos pancreáticos que favorecen la digestión. Además de ello, es el encargado de liberar la insulina que favorece la penetración de la glucosa desde la sangre hacia el interior de las células, reduciendo por tanto el nivel de azúcar en la sangre. Su área refleja se halla en las epífisis proximales de los metatarsianos 1, 2 y 3 del pie izquierdo, y en la epífisis proximal del primer metatarsiano del pie derecho. Se trabaja con caminatas con el pulgar cubriendo el área que va desde lo medial a lo lateral durante 60 segundos.

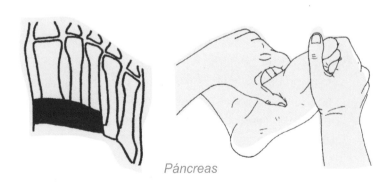

Páncreas

- **Trabajo sobre el aparato reproductor femenino:** Está constituido por los ovarios, el útero y las trompas de Falopio. El ovario es el encargado de producir los óvulos, por cuanto a su función endocrina se refiere, que segregan unas hormonas que contribuyen al desarrollo de los caracteres sexuales del sexo femenino. Su área refleja se halla en el punto medio que va desde el maléolo externo hasta el borde del talón y se trabaja con el pulgar mediante un estímulo fijo y circular en un tiempo que va entre los 90 y los 120 segundos.

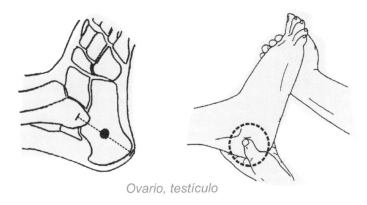

Ovario, testículo

El útero es un órgano hueco localizado en la pelvis donde se implanta el óvulo fecundado que se desarrollará durante la gestación del feto. Su área refleja se halla en el punto medio de una línea que va desde el maléolo interno hasta el borde del talón. Se trabaja durante un máximo de 120 segundos mediante un estímulo puntual fijo y circular con el pulgar.

La adrenalina

La adrenalina es una hormona cuya presencia en la sangre es casi insignificante. En momentos de gran excitación o estrés se secreta en grandes cantidades, que preparan el cuerpo físico de diversas formas:

- Elevando la presión arterial.
- Aumentando la frecuencia cardiaca.
- Elevando el contenido de glucosa en la sangre.
- Liberando las reservas acumuladas de sangre en el bazo.
- Reduciendo el tiempo de coagulación de la sangre.
- Dilatando las pupilas y erizando los pelos con la intención de proteger la piel.
- Relajando los músculos involuntarios y contrayendo otros.

- **Trabajo sobre el aparato reproductor masculino:** Está constituido por los testículos y la próstata. Los primeros son los encargados de producir la hormona testosterona que estimula el desarrollo de ciertos caracteres sexuales masculinos, tales como la barba, el crecimiento del vello en el cuerpo, la voz grave o el aumento de la fuerza en los músculos esqueléticos. La próstata rodea la parte superior de la uretra y es la encargada de producir un líquido que se mezcla con los espermatozoides y con el líquido procedente de las vesículas seminales para formar el semen. Su área refleja se halla en el punto medio

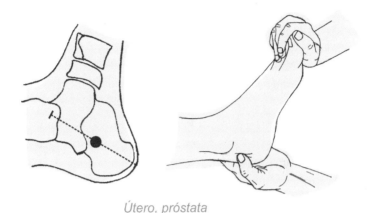

Útero, próstata

que va desde el maléolo interno hasta el borde del talón. Se trabaja con estímulo puntual fijo y circular con el pulgar durante un tiempo máximo de dos minutos.

Tratamiento del sistema linfático

El sistema linfático tiene una importancia capital ya que representa el transporte hasta el sistema circulatorio de los lípidos digeridos procedentes del intestino para la eliminación de sustancias tóxicas. Es, por tanto, el encargado de destruir los agentes patógenos que se encuentran en el organismo y de oponerse a la propagación de enfermedades a través del cuerpo humano.

El sistema linfático está compuesto por:

- La linfa.
- Los vasos linfáticos.
- Los ganglios linfáticos.

La linfa es un líquido incoloro compuesto de glóbulos blancos, proteínas, grasas y sales. Se transporta desde los tejidos hasta la sangre a través de los vasos linfáticos.

La linfa se mueve a través del sistema linfático aprovechando las contracciones musculares. Ello es posible porque los vasos linfáticos se sitúan entre el tejido muscular y al reali-

Alteraciones comunes del sistema linfático

Las manifestaciones más habituales de enfermedad del sistema linfático son:

- La hinchazón de los ganglios o también conocida como adenopatías.
- La aparición de un edema conocido como linfoedema, que produce un aumento de la carga linfática y por tanto pueden suceder diversos trastornos circulatorios.
- Lipidema o síndrome de piernas hinchadas, que puede suceder en tobillo, piernas o cadera.
- Alteraciones en la glándula tiroides (cara, nuca, dorso de las manos y de los pies).

zar el cuerpo movimientos cotidianos o comunes, se activa la circulación linfática.

Los vasos linfáticos son los conductos por donde circula la linfa y son muy similares a las venas ya que están formados por tejido conjuntivo y unas válvulas en las paredes que evitan el retroceso de la linfa. En los capilares linfáticos se recogen las sustancias que no pueden ir por la sangre debido a que su tamaño les impide atravesar las paredes sanguíneas

Los ganglios linfáticos son unos pequeños nódulos con un tamaño inferior a un centímetro se encuentran formando racimos en varias zonas del cuerpo como el cuello, las axilas, las ingles, el tórax y el abdomen.

La práctica de trabajo sobre el sistema linfático

- **Trabajo sobre la linfa de cuello:** El área de trabajo se halla en los espacios interdigitales de ambos pies, tanto en dorso como en planta. La mano de trabajo realiza una conexión con pulgar en planta e índice en dorso, envolviendo el pliegue interdigital y avanzando desde lo proximal hasta lo distal.

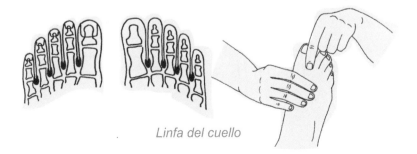

Linfa del cuello

- **Trabajo sobre la linfa de pecho:** El área de trabajo se encuentra en los espacios intermetatarsianos de los dorsos de ambos pies. La mano de trabajo realiza caminatas superficiales a lo largo de cada espacio interóseo, avanzando desde los proximal hasta la zona más distal durante 4 minutos.

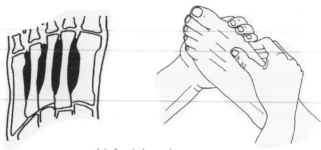

Linfa del pecho

- **Trabajo sobre la linfa de axila:** El área de trabajo se localiza entre el cuarto y el quinto metatarsiano, bajo las epífisis distales tanto en planta como en dorso. Su estimulación se realiza con movimientos ondulantes del pulgar.

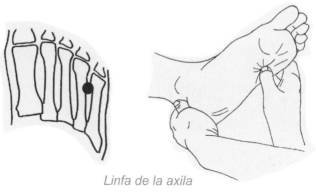

Linfa de la axila

El trabajo sobre el sistema linfático

El trabajo que se realiza sobre el sistema linfático debe tener unas características muy especiales:

- Debe realizarse con movimientos ligados adaptándose sin brusquedad a las diferentes texturas de la piel.
- Los movimientos han de ser suaves, tranquilos y moderados, sin brusquedades y ejerciendo una leve presión.
- Todo el trabajo sobre el sistema linfático se ha de hacer de manera calmada y pausada, de forma superficial y no profunda.

Tratamiento del sistema circulatorio

El sistema o aparato circulatorio está formado por la sangre, el corazón y los vasos sanguíneos. Es el encargado de transportar las sustancias nutritivas y el oxígeno por todo el cuerpo a través de la sangre, para que, finalmente, estas sustancias lleguen a las células. También tiene la misión de transportar ciertas sustancias de desecho desde las células hasta los pulmones o riñones, para luego ser eliminadas del cuerpo.

Función del sistema circulatorio

El lado derecho del corazón tiene la misión de bombear la sangre carente de oxígeno procedente de los tejidos hacia los pulmones con el fin de oxigenarse. Mientras, el lado izquierdo del corazón recibe la sangre oxigenada de los pulmones y la impulsa hacia los tejidos a través de las arterias.

Además de este tipo de circulación existe un sistema auxiliar del sistema venoso que se llama circulación portal, en la que un cierto volumen de sangre procedente del intestino se dirige hacia la vena porta que la transporta al hígado, donde entra en contacto con las células hepáticas. En el hígado los productos de la digestión acaban por absorberse a través de los capilares intestinales. Las venas recogen esta sangre y la incorporan de nuevo al sistema circulatorio, hacia la aurícula derecha.

Alteraciones del sistema circulatorio

Son diversas las alteraciones más frecuentes que pueden afectar al sistema circulatorio:

- **Edema:** El edema generalizado se produce principalmente en casos de insuficiencia cardíaca congestiva, donde debido a la incapacidad del corazón de bombear toda la sangre que le llega, ésta se va acumulando en forma retrógrada.
- **Hiperemia:** Es el incremento en el volumen de sangre en un tejido o zona del cuerpo debido a un aumento en el aporte de sangre desde el sistema arterial o venoso.

La circulación sanguínea

La circulación sanguínea humana está formada por:

- El corazón: es un órgano musculoso situado en la cavidad torácica, entre los dos pulmones. Su forma es cónica, algo aplanado, con la base dirigida hacia arriba, a la derecha, y la punta hacia abajo, a la izquierda, terminando en el quinto espacio intercostal.

- Las arterias: las arterias están hechas de tres capas de tejido, uno muscular en el medio y una capa interna de tejido epitelial.

- Los capilares: los capilares permiten el intercambio de gases dentro del tejido. Los capilares son muy delgados y frágiles, teniendo solo el espesor de una capa epitelial.

- Las venas: las venas transportan sangre a más baja presión que las arterias. La sangre es entregada a las venas por los capilares después que el intercambio entre el oxígeno y el dióxido de carbono haya tenido lugar. Las venas transportan sangre rica en residuos de vuelta al corazón y a los pulmones. Las venas tienen en su interior válvulas que aseguran que la sangre con baja presión se mueva siempre en la dirección correcta, hacia el corazón, sin permitir que retroceda. La sangre rica en residuos retorna al corazón y luego todo el proceso se repite.

- **Arterioesclerosis:** Significa un endurecimiento de las paredes de las arterias debido a un engrosamiento y pérdida de la elasticidad.

- **Trombosis:** La trombosis es la formación de trombos o masas coaguladas en vasos, arterias o venas.

- **Embolias:** Embolia es la oclusión de alguna parte del sistema cardiovascular por el impacto de alguna masa transportada por el torrente sanguíneo. La obstrucción del vaso se produce cuando el diámetro del vaso es igual al diámetro del émbolo.

- **Hemorragia:** Es la salida de sangre desde los vasos por ruptura accidental o espontánea, cuya magnitud puede ser variable, y que puede seguir tres caminos: quedar en el interior de los tejidos, quedar en cavidades virtuales como la pleura o los pulmones o bien salir al exterior.

- **Infarto:** Se llama así a la muerte de un tejido por falta de sangre y por tanto de oxígeno. No todas las obstrucciones de la circulación pueden producir un infarto, sólo se produce cuando la falta de irrigación es completa.

La práctica de trabajo del sistema circulatorio

- **Trabajo sobre el corazón:** El área de trabajo se encuentra por debajo de la epífisis distal del primer metatarsiano, extendiéndose en el pie izquierdo hasta el espacio intermetatarsiano. Se realiza durante un período no superior a dos minutos y con el pulgar realizando movimientos rápidos y pulsátiles.

Tratamiento del sistema respiratorio

El sistema respiratorio es el conjunto de órganos que se encarga del transporte de oxígeno hasta los pulmones. Se trata de un proceso de intercambio gaseoso entre el organismo y el exterior. El hombre utiliza respiración pulmonar, su aparato respiratorio consta de:

- **Sistema de conducción:** fosas nasales, boca, epiglotis, faringe, laringe, tráquea, bronquios principales, bronquios lobulares, bronquios segmentarios y bronquiolos.

- **Sistema de intercambio:** conductos y los sacos alveolares.

Funciones del sistema respiratorio

La respiración es un proceso indispensable para la vida. Mediante este proceso, el oxígeno del aire inhalado entra en la sangre y el dióxido de carbono es exhalado a la atmósfera. El intercambio de estos gases tiene lugar cuando el aire llega a los alvéolos pulmonares.

La inspiración es el proceso mediante el cual el aire penetra en los pulmones, el diafragma se contrae y eleva, se aplana y se agranda la cavidad torácica y los pulmones se expanden para llenarse de aire.

Por el contrario, la espiración o salida de aire lleva consigo la relajación del diafragma y los músculos intercostales, de forma que disminuye el volumen de la cavidad torácica, los pulmones se retraen y expulsan el aire al exterior.

La práctica de trabajo del sistema respiratorio

- **Trabajo sobre la tráquea:** El área refleja de la tráquea va desde la zona central de la falange proximal hasta el espacio interóseo de las articulaciones metatarso-falángicas 1 y 2 en planta y dorso. La estimulación se realiza con el dedo pulgar, que en planta avanza caminando desde el espacio interóseo con movimientos rápidos, cortos y pulsátiles.

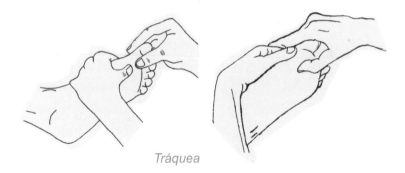

Tráquea

- **Trabajo sobre los bronquios:** El área refleja ocupa la mitad distal del espacio intermetatarsiano primero y segundo en ambos pies, en planta y dorso. El pulgar de la mano de trabajo avanza con movimientos rápidos, cortos y pulsátiles.

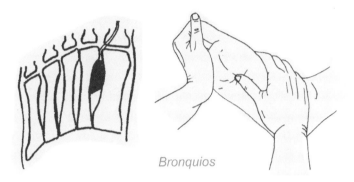

Bronquios

- **Trabajo sobre los pulmones:** El área de trabajo se halla en la mitad distal de los metatarsianos primero al cuarto en planta y dorso. El pulgar de la mano de trabajo realiza caminatas con movimientos rápidos en los espacios intermetatarsianos.

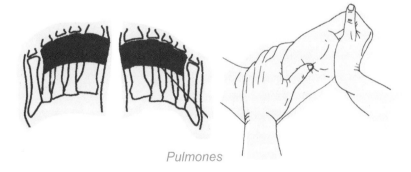

Pulmones

Los órganos del sistema respiratorio

- Vía nasal: Consiste en dos amplias cavidades cuya función es permitir la entrada del aire, el cual se humedece, filtra y calienta a una determinada temperatura a través de unas estructuras llamadas cornetes.

- Faringe: Es un conducto muscular membranoso, que ayuda a que el aire se vierta hacia las vías aéreas inferiores.

- Epiglotis: La epiglotis impide que los alimentos entren en la laringe y en la tráquea al tragar.

- Laringe: Es un conducto cuya función principal es la filtración del aire inspirado. Además, permite el paso de aire hacia la tráquea y los pulmones y se cierra para no permitir el paso de comida durante la deglución.

- Tráquea: Brinda una vía abierta al aire inhalado y exhalado desde los pulmones.

- Bronquio: Conduce el aire que va desde la tráquea hasta los bronquiolos.

- Bronquiolo: Conduce el aire que va desde los bronquios pasando por los bronquiolos y terminando en los alvéolos.

- Alvéolo: Es el lugar donde se produce el intercambio gaseoso, es decir, en su interior la sangre elimina el dióxido de carbono y recoge oxígen.

- Pulmones: La función de los pulmones es realizar el intercambio gaseoso con la sangre, por ello los alvéolos están en estrecho contacto con capilares.
- Músculos intercostales: La función principal de los músculos intercostales es la de movilizar un volumen de aire que sirva para aportar oxígeno a los diferentes tejidos.
- Diafragma: Músculo que separa la cavidad torácica de la cavidad abdominal. Interviene en la respiración, descendiendo la presión dentro de la cavidad torácica y aumentando el volumen durante la inhalación y aumentando la presión y disminuyendo el volumen durante la exhalación. Este proceso se lleva a cabo, principalmente, mediante la contracción y relajación del diafragma.

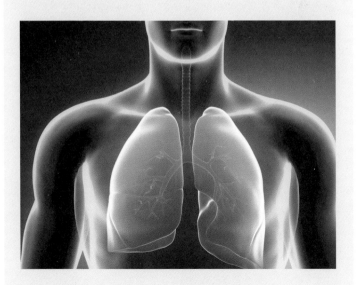

Alteraciones del sistema respiratorio

- Infecciones respiratorias agudas superiores: Resfriado común · Rinitis · Sinusitis · Faringitis · Amigdalitis · Laringitis · Traqueítis · Crup · Epiglotitis.

- Infecciones respiratorias agudas inferiores: Bronquitis · Bronquiolitis · Gripe · Neumonía · Bronconeumonía.

- Otras enfermedades de las vías aéreas superiores: Rinitis vasomotora · Fiebre del heno · Rinitis atrófica · Pólipio nasal · Hipertrofia adenoidea · Nódulos · Laringoespasmo.

- Enfermedades crónicas: Enfisema · EPOC · Asma · Estatus asmático · Bronquiectasia.

- Enfermedades pulmonares por agentes externos: Neumoconiosis · Asbestosis · Silicosis · Fibrosis pulmonar · Beriliosis · Siderosis · Bisinosis · Neumonitis por hipersensibilidad.

- Otras enfermedades pulmonares: Síndrome de distrés respiratorio agudo · Edema pulmonar · Síndrome de Hamman-Rich · Enfermedad pulmonar intersticial · Fibrosis pulmonar idiopática

- Otras enfermedades: Neumotórax · Hemotórax · Hemoneumotórax · Síndrome de Mendelson · Insuficiencia respiratoria · Atelectasia · Neumomediastino · Mediastinitis · Neumatocele.

Tratamiento del sistema digestivo

El sistema digestivo se ocupa de transformar los alimentos ingeridos en sustancias solubles simples que pueden ser absorbidas por los tejidos. Los órganos que componen el sistema digestivo son: la boca, la faringe, el esófago, el estómago, el intestino delgado y el intestino grueso.

- **Boca:** Es la cavidad por la que se ingiere el alimento. En su parte interior se encuentra la lengua, que es el órgano que interviene en la masticación, la digestión y la fonación. Los dientes tienen como misión triturar o dividir los alimentos sólidos para hacerlos más accesibles a la acción de los jugos gástricos.
- **Faringe:** Ocupa la zona que hay entre la base del cráneo y la séptima vértebra cervical. La faringe permite el paso del bolo alimenticio en su paso hacia el esófago.
- **Esófago:** Es el conducto que va desde la faringe hasta el estómago, y es el encargado de conducir el bolo alimenticio.
- **Estómago:** Es el lugar en el que sucede buena parte del proceso de transformación de alimentos. Su superficie externa es lisa mientras que su superficie interna presenta numerosos pliegues que favorecen la mezcla de alimentos con los jugos digestivos y que será posteriormente transportada hacia el intestino. El estómago es el encargado de secretar los jugos gástricos que transforman los alimentos.

- **Intestino delgado:** Es el lugar donde se produce la parte más importante de la digestión, donde se absorben la mayoría de los nutrientes. Tiene una longitud aproximada de 6 metros y se divide en duodeno, yeyuno e íleon. El intestino delgado está revestido de una mucosa en forma de pliegues que se adapta a la digestión y que está cubierta de unas prolongaciones o vellosidades en cuya base se secretan las enzimas necesarias para la digestión.

- **Intestino grueso:** Es la parte final del tubo digestivo, encargado del transporte hasta el recto de los alimentos que no han sido absorbidos por el intestino delgado. Los productos de deshecho atraviesan todo el intestino grueso favorecidos por una serie de contracciones rítmicas o movimientos peristálticos.

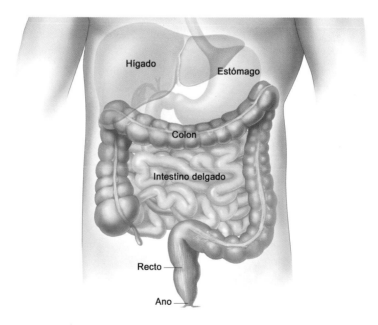

Alteraciones del sistema digestivo

Las alteraciones más comunes que pueden afectar al sistema digestivo son:

- **Colitis:** Es la inflamación del intestino grueso. Los síntomas característicos de esta enfermedad son la diarrea y los dolores abdominales, siendo el estrés emocional uno de los posibles factores que causan la colitis.

- **Síndrome del colon irritable:** Se caracteriza por síntomas como la diarrea, el estreñimiento o el dolor abdominal. Suele asociarse a estados de estrés y ansiedad.

- **Úlcera péptica:** Es una lesión de las paredes del estómago o del intestino. La causa mayoritaria de la úlcera péptica es la infección bacteriana causada por Helicobacter pylori, pero algunas úlceras son causadas por el uso prolongado de antiinflamatorios no esteroideos.

- **Otros desequilibrios que pueden afectar al sistema digestivo:** Aerofagia, diarrea, estreñimiento, gastritis, indigestión o los vómitos.

La práctica de trabajo del sistema digestivo

En todos los casos, la práctica de trabajo para el sistema digestivo se realiza con el dedo pulgar, que avanza en cada área desde dentro hacia fuera mediante pequeños semicírculos.

- **Trabajo sobre la boca:** El área refleja se halla en la mitad distal de la falange proximal del primer dedo. Se trabaja en ambos pies, por planta y por dorso.

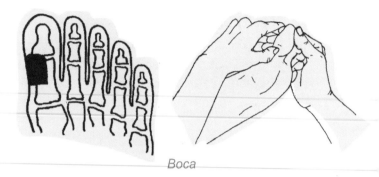

Boca

- **Trabajo sobre el esófago:** El área refleja se localiza en el pie izquierdo y se extiende desde la mitad de la falange proximal del primer dedo hasta la mitad del primer metatarsiano.

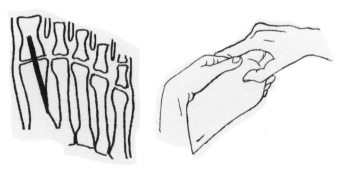

Esófago

- **Trabajo sobre el estómago:** Se realiza en el pie izquierdo y abarca el área que se encuentra en el tercio proximal del primero, segundo y tercer metatarsiano. El pulgar realiza caminatas cubriendo el área desde la zona media hasta la más distal.

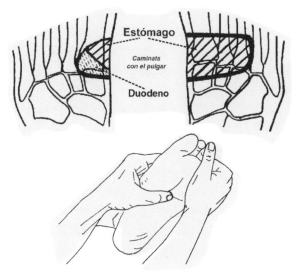

Estómago

- **Trabajo sobre el duodeno:** El área refleja se encuentra sobre la articulación tarso metatarsiana y abarca hasta la base del primer metatarsiano del pie derecho. La mano de trabajo realiza caminatas sobre el pulgar cubriendo toda el área durante un minuto.

- **Trabajo sobre el hígado:** Es un órgano anexo al sistema digestivo que tiene la función de secretar la bilis y de elaborar el glucógeno. Su arteria hepática transporta sangre oxigenada procedente del corazón y su vena porta transporta sustancias alimenticias desde el estómago y los intestinos. Su área refleja se localiza en el pie derecho, en el área que hay entre el tercio proximal de los primeros cuatro metatarsianos y la mitad distal de los cuneiformes. En el pie izquierdo se encuentra en el tercio proximal del primer y segundo metatarsiano. El pulgar de la mano de trabajo realiza caminatas que van desde la parte media hasta la parte más lateral durante dos minutos aproximadamente.

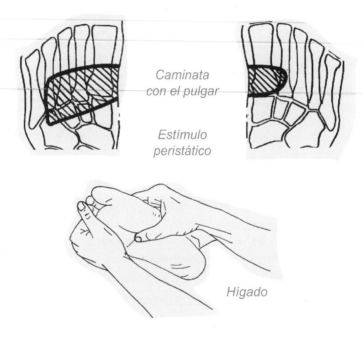

Caminata con el pulgar

Estímulo peristático

Hígado

- **Trabajo sobre la vesícula biliar:** Las vías biliares son los conductos que transportan la bilis, un líquido amargo y verdoso producido por el hígado. En la vesícula se almacena la bilis que será transportada por el conducto hepático. Este conducto, junto con el conducto cístico, forman el conducto colédoco, que descarga su contenido en el duodeno para facilitar la digestión de las grasas. El área refleja de la vesícula se focaliza en el pie derecho, en el espacio interóseo que hay entre el tercer y el cuarto metatarsiano, por encima de las epífisis proximales y se estimula durante un minuto con el pulgar en la planta mientras el resto de los dedos se apoyan en el dorso.

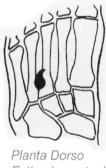

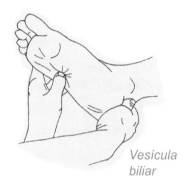

Planta Dorso
Estímulo puntual

Vesícula biliar

- **Trabajo sobre el intestino delgado:** El área de trabajo se encuentra sobre el escafoides y se activa realizando caminatas con el pulgar desde la zona media hasta la parte más distal.

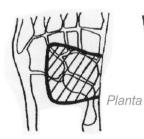
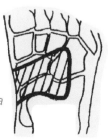
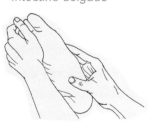

Intestino delgado

Planta

Pie derecho   *Pie izquierdo*

- **Trabajo sobre el intestino grueso:** Hay que distinguir si se va a efectuar una presión sobre la parte del colon ascendente, descendente o sobre la zona del recto. En cualquier caso, la práctica recurre a caminatas con el pulgar sobre la zona que van desde la parte más proximal hasta la más distal. Si se trabaja sobre el colon ascendente se debe efectual la presión en el extremo lateral y distal del pie derecho hasta la base del cuarto metatarsiano.

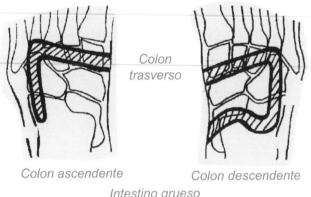

Colon
trasverso

Colon ascendente

Colon descendente

Intestino grueso

Si se efectúa sobre el colon descendente entonces la zona de trabajo va desde la base del cuarto metatarsiano hasta el extremo lateral y distal del calcáneo del pie izquierdo.

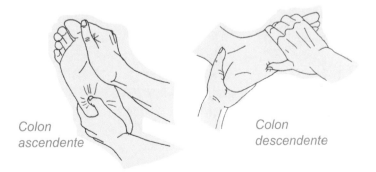

Colon
ascendente

Colon
descendente

El área refleja del recto se encuentra en ambos pies, en la zona medial inferior del calcáneo y se trabaja con caminatas realizadas por el pulgar.

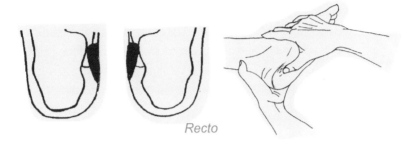

Recto

Tratamiento del sistema urinario

El aparato urinario comprende una serie de órganos, músculos y nervios que trabajan en conjunto para producir, almacenar y transportar la orina. Básicamente consta de dos riñones, dos uréteres, la vejiga y la uretra. Sus principales funciones son la de excreción, esto es, la eliminación de productos que el organismo ya no va a volver a utilizar ya que son nocivos, y la regulación de la concentración de las sustancias disueltas en la sangre para el equilibrio de las sales.

- **Riñones:** Son los dos órganos que se encargan de la elaboración y excreción de la orina. Situados a ambos lados de la columna vertebral, son ricos en vasos arteriales y venosos. Están atravesados por la arteria renal y sus venas desembocan en la vena renal, que a su vez desemboca en la vena cava inferior.

- **Vejiga:** Se trata de un músculo membranoso que tiene como finalidad recoger la orina para luego llevarla al exterior.

- **Uretra:** Es el conducto mediante el cual la orina es expulsada hacia el exterior. Dicha salida se produce por la relajación involuntaria de un esfínter que se localiza entre la vejiga y la uretra y por la apertura voluntaria del meato urinario.

Principales alteraciones en el sistema urinario

La cantidad de orina que un cuerpo humano excreta depende de la cantidad de agua que se ingiera, del metabolismo de la persona o de la actividad física que haya llevado a cabo. De ahí que sea difícil deducir si orinar mucho o poco pueda ser indicador de algún tipo de alteración renal. Las infecciones urinarias son procesos infecciosos de las vías urinarias que producen inflamaciones de la uretra (uretritis), la vejiga (cistitis) o los riñones (pielonefritis).

- **Uretritis:** Consiste en la inflamación de las paredes de la uretra debido a una infección bacteriana o a sustancias químicas que ocasionan un estrechamiento del conducto uretral. La causa puede ser una dieta pobre en líquidos o bien una excesiva deshidratación debido al ejercicio físico.

- **Cistitis:** Es la inflamación aguda o crónica de la vejiga urinaria, con infección o sin ella. Puede tener distintas causas. Los síntomas más frecuentes son: aumento de la frecuencia de las micciones o una coloración más fuerte de la orina. Afecta a personas de todas las edades, aunque sobre todo a mujeres en edad fértil o a ancianos de ambos sexos.

- **Insuficiencia renal:** La insuficiencia renal es la disminución de las funciones renales que pueden ocasionarse por accidentes o la ingesta de algunos medicamentos o de sustancias venenosas. La insuficiencia renal aguda puede llevar a la pérdida permanente de la función renal. Pero si los riñones no sufren un daño grave, esa insuficiencia puede contrarrestarse con una operación quirúrgica. En la mayoría de los casos, la operación quirúrgica es un trasplante renal, dejando los que ya posee la persona y poniendo otros sanos.

Funciones del aparato urinario

Las funciones del aparato urinario son:
- La excreción de los productos de desecho del metabolismo celular.
- Mantener el equilibrio hídrico.
- Mantener el equilibrio iónico (concentración de iones en el medio interno) y, por consiguiente, la presión osmótica.
- Mantener el equilibrio ácido-base mediante la regulación de la concentración de iones hidrógenos en el plasma sanguíneo.

- **Cólico nefrítico:** Es un intenso dolor en la zona de los riñones y de los órganos genitales, que en ocasiones va acompañado de pérdidas de sangre por la orina. Se debe a cálculos renales o precipitados de diversas sales, como fosfatos, uratos y oxalatos, que al ser expulsados del riñón por los uréteres y tener bordes angulosos producen estos dolores.

- **Cálculo renal:** Es un trozo de material sólido que se forma dentro del riñón a partir de sustancias que están en la orina. La piedra se puede quedar en el riñón o puede desprenderse e ir bajando a través del tracto urinario. La intensidad del dolor está generalmente relacionada con el tamaño del cálculo. En ocasiones se produce su expulsión casi sin sintomatología.

Práctica de trabajo del sistema urinario

- **Trabajo sobre el riñón:** El área de trabajo se localiza en la base del tercer metatarsiano y se presiona mediante caminatas con el pulgar mientras los dedos se apoyan en el borde interno y en el dorso del pie durante 90 segundos.

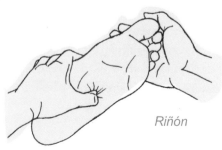

Riñón

- **Trabajo sobre el uréter:** Se realiza el trabajo sobre la articulación de la tercera cúnea con el tercer metatarsiano y se extiende por la planta del pie mediante caminatas con el pulgar mientras el resto de los dedos se apoyan en el borde interno y en el dorso.

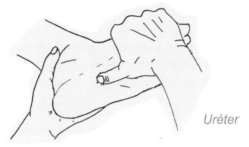

Uréter

- **Trabajo sobre la vejiga:** Se efectúan caminatas desde lo proximal hasta lo más distal con estímulo puntual del pulgar sobre la parte proximal del calcáneo, justo por debajo del astrágalo.

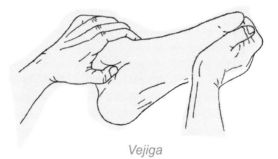

Vejiga

Tratamiento del sistema óseo, articular y muscular

Muchas personas suelen padecer desequilibrios en su columna vertebral debido a la debilidad de algunos ligamentos, a enfermedades, a anomalías o a contracturas puntuales de los músculos de la espalda. Dicho tipo de trastornos son los más frecuentes en una consulta reflexológica, siendo los principales factores que inciden en estos desequilibrios los siguientes:

- Malas posturas a la hora de realizar el trabajo cotidiano.
- Déficit en la alimentación.
- Desequilibrio en el sistema endocrino.
- Sedentarismo.
- Estados emocionales que provocan tensión muscular.

Alteraciones del sistema osteoartromuscular y tratamiento

La estructura ósea y los músculos sostienen el engranaje del cuerpo humano. Es importante que los huesos crezcan sanos y ordenadamente y los músculos tengan un tono muscular apropiado y no soporten mayores tensiones de cara a mantener un buen equilibrio.

- **Artritis reumatoide:** Se trata de una enfermedad autoinmune, esto es, una enfermedad en la que el organismo

desarrolla una respuesta inmune contra sus propios tejidos articulares. Su síntoma principal es el dolor y la inflamación en las articulaciones, especialmente en las
articulaciones de manos y pies, aunque el dolor puede
aparecer también en las muñecas, rodillas, tobillos o bien
en la columna cervical. Las articulaciones tienden a enro-
jecer, se calientan e inflaman, y muestran una cierta rigidez
especialmente a primera hora de la mañana. Se le atribu-
yen causas genéticas a esta enfermedad, ya que no se
conocen con claridad los desencadenantes de la artritis
reumatoide.

El reflexólogo trabaja todo el sistema osteoartromuscular
haciendo especial hincapié en aquellas áreas que presentan
mayor dolor, si bien también trabaja áreas anexas como el sistema nervioso o el sistema endocrino con el fin de aliviar el
dolor y restablecer el equilibrio químico y emocional.

• **Gota:** Se trata de un trastorno metabólico que causa un
exceso de ácido úrico en la sangre. Suele presentarse
en forma de dolor articular en el dedo gordo del pie, las
manos, las rodillas o los tobillos. Siendo de origen here-
ditario la mayor de las veces, puede no causar ningún
tipo de síntoma e irse depositando progresivamente el
ácido úrico en las articulaciones o desencadenarse en
forma de cálculos renales.

El terapeuta trabaja aquellas zonas que presentan mayor
dolor y aquellas otras como el sistema endocrino para el ree-
quilibrio emocional y el aparato excretor para eliminar el exceso de ácido úrico.

- **Artrosis:** Producto del envejecimiento o de una carga continuada sobre un músculo suele aparecer la manifestación de la artrosis en las superficies de las caras articulares primero en forma de degeneración o desgaste y más tarde en forma de leves fenómenos inflamatorios. El resultado es el desgaste crónico de una articulación que presenta un característico sonido de crujido cada vez que realiza una extensión.

El terapeuta trabaja sobre la zona que presenta mayor dolor, haciendo especial énfasis en las zonas congestionadas. Al mismo tiempo también trabaja áreas anexas como la glándula tiroides, ya que es la responsable de la reconstitución de los tejidos y del fortalecimiento de los huesos, y la hipófisis, por ser la glándula maestra que estimula a las otras.

- **Bursitis:** En ocasiones suceden diversos traumatismos en una misma articulación. La consecuencia más directa es la inflamación del líquido sinovial que se halla contenido en algunas articulaciones. Es lo que se conoce como bursitis, los ligamentos no pueden trabajar en toda su extensión y se produce una falta de amortiguación en el deslizamiento de las caras articulares.

El trabajo se centra en las articulaciones dañadas, en el sistema nervioso para el alivio del dolor y en la zona de las glándulas suprarrenales para disminuir la inflamación.

- **Calambres:** Se producen ante la falta de ejercicio físico, aunque su causa suele estar también relacionada con la carencia de sales como el sodio y le potasio o con una mala irrigación sanguínea. Los calambres son espasmos dolorosos que se producen en un músculo y que suelen relajarse en pocos minutos.

El reflexólogo incide en la musculatura interna y externa de los muslos y con especial relevancia en las vértebras lumbares de la columna. También en áreas anexas como la hipófisis y en las suprarrenales, que influyen directamente sobre el tono muscular.

- **Cifosis:** Es una alteración de la columna que acentúa la convexidad de la región dorsal. En muchas ocasiones ello conlleva trastornos respiratorios y cardiacos en la

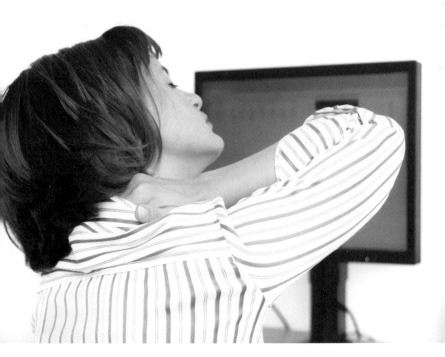

persona que la padece. Debe realizarse un mayor énfasis en la zona de las vértebras dorsales y actuar también sobre el sistema respiratorio.

- **Escoliosis:** Sucede ya en épocas tempranas de adolescencia en las que se produce esta desviación lateral de la columna. Su origen puede ser muy diverso y puede controlarse en sus primeros estadios de evolución. Se trabaja toda la columna vertebral haciendo especial énfasis en las zonas de mayor congestión así como en el área refleja de la glándula paratiroides ya que ayuda en el metabolismo del calcio y del fósforo.

- **Fibrositis:** Es la inflamación de la estructura fibrosa de los músculos. La consecuencia más directa de esta enfermedad es la sensación de malestar que se acentúa por las noches, impidiendo conciliar el sueño debido al dolor y a la sensación constante de fatiga. El reflexólogo acude a las áreas que presentan mayor dolor y congestión, generalmente creando campos energéticos ante la imposibilidad de efectuar técnicas de movilización. También suele trabajar el sistema endocrino para el equilibrio químico y emocional.

- **Hernias intervertebrales:** Tiene lugar cuando hay un desplazamiento del disco intervertebral debido a una falta de flexibilidad o a una presión de las caras articulares de las vértebras. Al no existir entonces el efecto de almohadillado, se produce una presión dolorosa en el nervio y a menudo una sensación de hormigueo en los brazos. El terapeuta trabaja sobre toda la columna vertebral, con mayor frecuencia en las áreas en las que se haya producido la hernia. También trabaja el sistema nervioso y el diafragma para aliviar el dolor y el área refleja de las suprarrenales para ayudar a mejorar el tono muscular.

* **Lordosis:** Se trata de una alteración de la columna vertebral que acentúa su concavidad y que tiene como consecuencia frecuentes dolores de espalda. El área de trabajo incide sobre toda la columna vertebral, especialmente en las vértebras lumbares y en el sacrocoxis. También debe hacerse recuperación sobre el nervio ciático, pues es el causante de la hiperlordosis.

* **Lumbalgia:** Es una afección muy frecuente, que afecta personas de todas las edades y que se establece en la región lumbar, que según sea su grado de afectación puede causar mayor o menor daño. Su origen es inespecífico, muy diverso, y se suele restablecer con el trabajo sobre la columna vertebral, en los plexos lumbar y sacro, en el nervio ciático, en las articulaciones coxofemorales por ser estas las causantes de la inflamación de los nervios que irradian las extremidades inferiores, y el sistema nervioso para el alivio del dolor y de la tensión general.

* **Lumbociática:** Una lumbociática no es más que una lumbalgia que irradia hacia la parte posterior del muslo y la pierna a lo largo del nervio ciático. En ocasiones puede extenderse hacia el talón, la planta o el borde externo del mismo pie. El dolor puede ir acompañado de

una alteración en la sensibilidad y sensación de hormigueo en la pantorrilla. El origen de esta alteración estriba en un esfuerzo puntual que ha provocado la rotura de un disco invertebral, que tiende a salirse total o parcialmente formando una hernia que presiona la raíz nerviosa. El área de trabajo es la misma columna vertebral y la musculatura interna y externa de los muslos.

- **Miotonía:** Es la tensión muscular generalizada, eso significa un aumento del tono muscular. El terapeuta trabaja todo el sistema muscular mediante técnicas de movilización y el aparato respiratorio para estimular la respiración y la oxigenación celular.

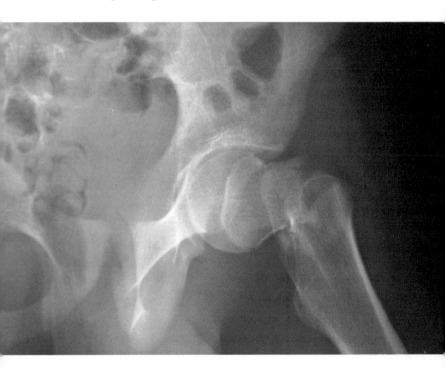

- **Osteopororosis:** Es la disminución de la masa ósea que tiene como consecuencia una mayor porosidad de los huesos y, por tanto una mayor frecuencia de las fracturas. La causa suele estar en una dieta pobre en calcio, una actividad insuficiente o la ingesta e ciertos medicamentos. También puede ser la causa un déficit de estrógenos durante la postmenopausia y afectar especialmente a mujeres mayores. Se trabaja en las áreas que presentan mayor dolor, en la cintura pélvica y en la hipófisis, por ser la glándula maestra que estimula el resto.

- **Tendinitis:** Es la manifestación de un tendón que provoca dolor o inflamación en el área afectada. Los lugares más frecuentes donde se puede producir una rotura es en los hombros, las muñecas o los codos. Se trabaja las áreas que presentan mayor dolor mediante técnicas de movilización y el sistema nervioso para aliviar el dolor y la tensión general.

- **Tortícolis:** Es una alteración funcional que se da en la zona el cuello y que suele afectar al músculo esterno-cleidomadosteo y al trapecio, una contractura dolorosa que aparece por una mala postura y que obliga a mantener la cabeza con una cierta rigidez. Se aplica una movilización suave en la zona y en la base del cráneo.

Bibliografía

Dethlefsen T., Dahlke R., *La enfermedad como camino*, Plaza & Janés Editores S.A, Barcelona, 1999.

Gonzalo L., *Reflexoterapia: bases neurológicas*, Eunsa, Pamplona,1997.

Norman L., Cowan T., *Reflexología del pie*, Martínez Roca Ediciones, Barcelona,1991.

Willis P., *Manual de reflexología*, Timún Mas, Barcelona, 2005.

Viñas F., *La respuesta está en los pies*, Integral-Vida-Alternat, Buenos Aires, 2003.

Bertherat T., Bernstein C., *El cuerpo tiene sus razones*, Paidos Ibérica, Barcelona, 1990.

Grinberg A., *Reflexología. Diagnóstico y curación por el pie*, Martínez Roca Ediciones, Barcelona, 1995.

Marchelli,B., *Reflexología de pies y manos*, Agama, Buenos Aires, 2007.

Byers D., *Mejora tu salud con la reflexología de los pies*, Océano ámbar, Barcelona, 2006.

López Blanco,A., *Manual de reflexología. Método holístico,* Robinbook, Barcelona, 2005.

Stormer C., *Reflexología podal*, Paidotribo, Barcelona, 2005.

Wagner F., *Reflexología*, Hispano Europea S.A, Barcelona, 2002.

Rodriguez Miron,E., *Guía práctica de reflexología podal*, Mandala Ediciones, Madrid, 2004.

En la misma colección

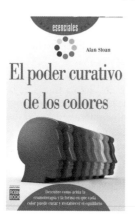

EL PODER CURATIVO DE LOS COLORES
Alan Sloan

Descubre como actúa la cromoterapia y la forma en que cada color puede curar y restablecer el equilibrio

Los colores ejercen influencias emocionales en las personas a través de las vibraciones que generan sus frecuencias y longitudes de onda. La cromoterapia sostiene que el ser humano es como un prisma, capaz de absorber la energía de cada uno de los colores del espectro cromático para distribuirla por el organismo a través de los canales energéticos.

En este libro el lector encontrará una guía práctica que le introducirá en la terapia del color, ahondando en las propiedades de los principales colores que se utilizan y sus aplicaciones en el hogar, la ropa o la alimentación con el fin de lograr una vida saludable y plena.

KUNDALINI YOGA
Ranjiv Nell

Kundalini yoga es una disciplina física, mental y espiritual que basa su trabajo en el desarrollo de la energía a través del cuerpo humano, despertando así el gran potencial creativo latente que hay en cada persona. Este libro te muestra de una manera sucinta los movimientos, posturas, sonidos, respiraciones y meditaciones precisas que comandan diferentes partes del cuerpo, el sistema nervioso y el sistema energético vital con el fin último de fortalecer el vínculo de cada persona con su espíritu.

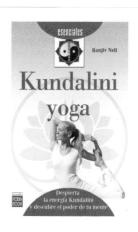

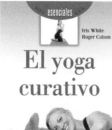
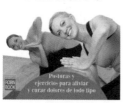

EL YOGA CURATIVO
Iris White y Roger Colson

El yoga es un sistema sumamente eficaz para alcanzar un estado de equilibrio físico y emocional. Su práctica no sólo aporta una evidente mejoría en la capacidad respiratoria sino que además actúa de forma muy favorable sobre los órganos internos. Este libro sintetiza toda la sabiduría y la experiencia de la práctica del yoga curativo o terapéutico en un programa que muestra cómo cada persona puede optimizar la salud y alcanzar la curación.

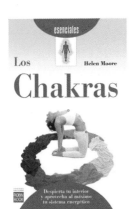

LOS CHAKRAS
Helen Moore
Despierta tu interior y aprovecha al máximo tu sistema energético.

Los Chakras son siete centros energéticos situados en el cuerpo humano. Su conocimiento nos llega a través de la cultura tibetana forjada a través de la experiencia personal de los maestros de Shidda Yoga. La energía del cosmos atraviesa nuestro cuerpo trabajando en esa red de centros energéticos sutiles. Los chakras captan esa energía del ser humano y la hacen circular hacia el macrocosmos. Los chakras nos conectan con nuestro mundo espiritual y de su equilibrio depende en buena medida nuestra salud. De nuestra capacidad para leer las señales de estos centros de energía y rectificar o corregir su trayectoria dependerá que podamos evitar determinados trastornos.

LOS PUNTOS QUE CURAN
Susan Wei
Alivie sus dolores mediante la digitopuntura.

La técnica de la estimulación de los puntos de energía y del sistema de meridianos es tan antigua como la misma humanidad. Se trata de una técnica que recoge la enseñanza de lo mejor de la acupuntura, del shiatsu y de la acupresura para el alivio rápido de diferentes síntomas. Y que en caso de enfermedades crónicas, sirve de complemento a los tratamientos médicos prescritos. Este libro es una guía que indica la situación de cada punto de energía para una práctica regular que devuelva la armonía a la persona y pueda protegerla de algunas enfermedades.

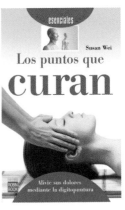

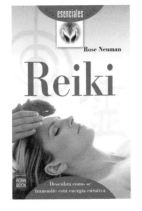

REIKI
Rose Neuman

Reiki es un sistema de armonización natural que utiliza la energía vital del Universo para tratar enfermedades y desequilibrios físicos y mentales. Su fundamento original se basa en la creencia hinduista de que el correcto fluir de la energía vital a través de los distintos chakras del organismo asegura un buen estado de salud. Rose Neuman ha escrito un manual esencial para conocer cada uno de los estamentos del Reiki, de forma que el terapeuta o la persona que se inicia en su práctica conozca sus fundamentos para vivir de una forma más saludable.

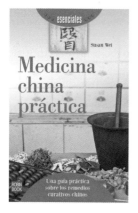

MEDICINA CHINA PRÁCTICA
Susan Wei

La medicina china comprende una serie de prácticas y fundamentos teóricos que trabajan en pos de una terapéutica global que tiene en consideración todo cuanto sucede en el organismo, la forma de manifestarse una enfermedad y cómo responde a los estímulos del entorno. Este libro trata de dar a conocer cuáles son las principales terapias que aplica la medicina tradicional china en su esfuerzo por restablecer la salud y el bienestar de las personas y ofrece al tiempo un catálogo de las enfermedades más comunes y los remedios que deben aplicarse. No son más que motivos de inspiración para reencontrar el equilibrio y vivir de forma más saludable.

MANDALAS
Peter Redlock

Los mandalas son representaciones esquemáticas o simbólicas que tienen forma circular y están realizados con una clara intención espiritual. Todas las culturas poseen sus propios mandalas, son símbolo de lo infinito, lo eterno y lo divino que hay en el interior de todo ser humano. Este libro es una guía práctica para conocer el origen y significado de los mandalas pero también es un ejercicio práctico en el que el lector podrá usarla como psicoterapia natural, pintando sobre algunos de los mandalas que le guiarán en el conocimiento de sí mismo.

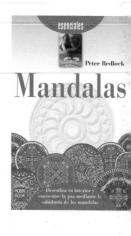

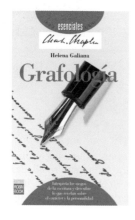

GRAFOLOGÍA
Helena Galiana

Todas las claves para interpretar los principales rasgos de la escritura y conocer su significado y lo que revelan sobre el carácter y la personalidad.

La escritura se ha convertido en una seña de identidad capaz de reflejar los más increíbles aspectos de la persona. En la actualidad, por ejemplo, no hay empresa de selección de personal que no se valga de la grafología para analizar detalladamente a los aspirantes a ocupar un puesto de trabajo. El lector encontrará en este libro una guía completa para iniciarse en la ciencia grafológica, y descubrirá en ésta una sorprendente herramienta para conocerse mejor a sí mismo y a los demás.

- Conozca la técnica grafológica y sus aplicaciones.
- Aprenda a descifrar lo que nos revela la firma.
- Lo que revela la grafología sobre la sexualidad.